中醫臨床經典⑮

藥性賦

炮炙大法

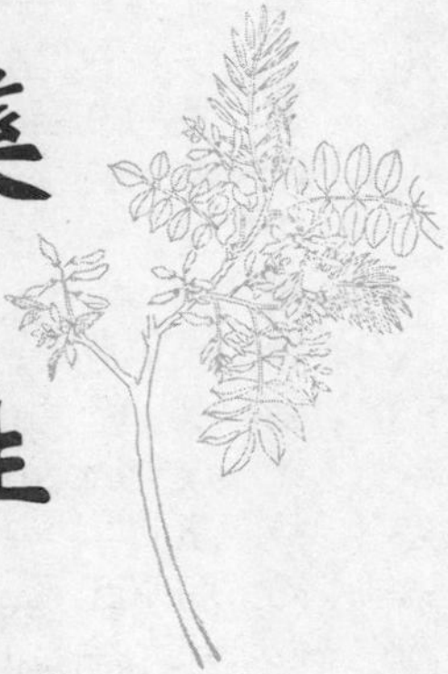

不著撰人

繆希雍 撰

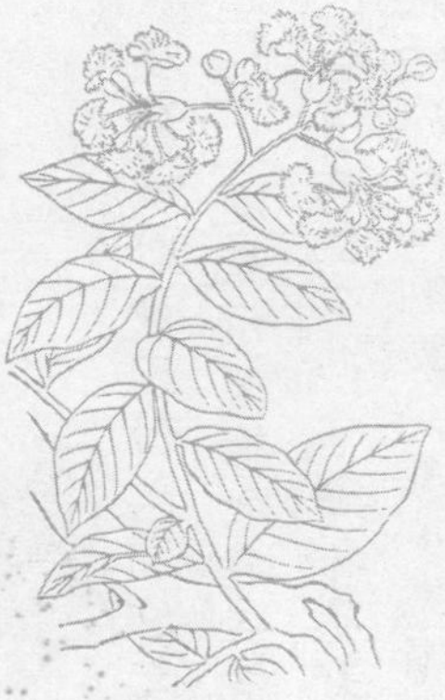

文興出版事業

【出版序】

自本公司發行中醫臨床經典系列以來，受到了許多中醫藥同好之肯定與好評，也得到不少專家的寶貴意見，在此特向諸位先進表示感謝之意。而本公司為了積極回饋讀者們的熱情支持，更於二〇〇六年成立了「中醫藥典籍編輯委員會」，希望能透過專責單位的推動，使此書系的內容規劃更完美，更增其「可看性」與「收藏性」。

本書是「中醫藥典籍編輯委員會」成立以來，發行的第一本書，我們將《藥性賦》與《炮炙大法》二書合為一冊出版，其中《藥性賦》為《醫要集覽》（約刻成於十五世紀）本，是現存明代最早的版本，但作者不明，其內容分為寒、熱、溫、平四賦，共述藥物二百餘種，書中分類與明・嚴萃《藥性賦》相似，可惜嚴本今佚失考，明代以後多將此書托名元・李東垣撰。由於此版本內容之藥賦朗朗上口，有助中藥學習，故特刊行。

而《炮炙大法》為明・繆希雍口授，莊繼光錄校，成書於西元一六二二年，今刊行版本為明末莊繼光校刻本。此書載藥四百餘種，分為水、火、土、金、石、草、木、果、米穀、菜、人、獸、禽、蟲魚等十四部，各藥條文簡要，主要介紹性狀鑑別、炮製方法、佐使畏惡等。書末附用藥凡例，相當於總論，內多作者獨到見解，相當值得同好們細閱。

發行人 洪心容 丙戌年

書次

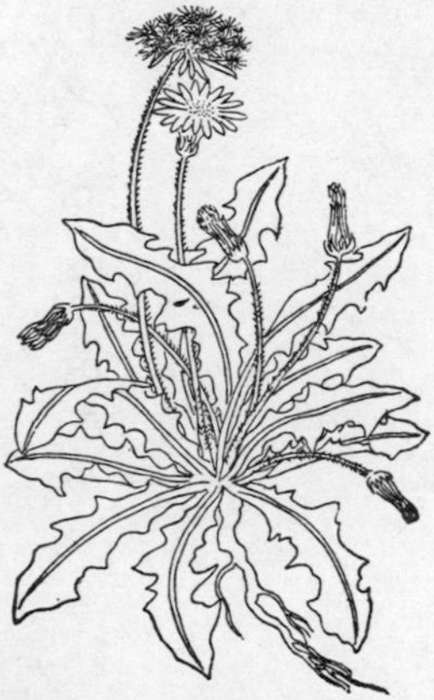

開卷有益・擁抱書香

藥性賦

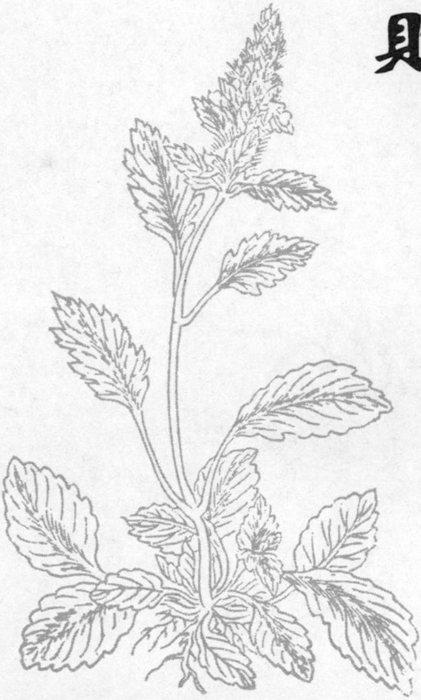

不著撰人

藥性賦目錄

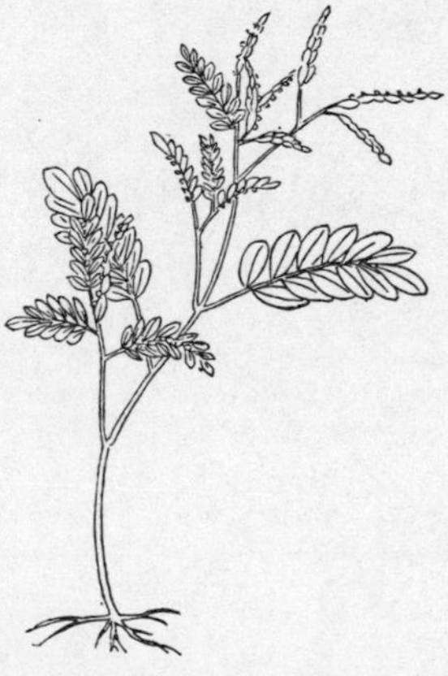

藥性賦

寒

諸藥識性。此類最寒。犀角解乎心熱。羚羊清乎肺肝。澤瀉利水通淋而補陰不足。海藻散癭破氣而治疝何難。聞知菊花能明目而清頭風。射干療咽閉而消癰毒。薏苡理脚氣而除風濕。藕節消瘀血而止吐衄。瓜蔞子下氣。潤肺定喘兮又且寬中。車前子止瀉利小便兮尤能明目。是以黃柏瘡用。兜鈴嗽醫。地骨皮有退熱除蒸之功。薄荷葉宜消風清腫之施。寬中下氣。枳殼緩而枳實速也。療肌解表。乾葛先而柴胡次之。百部治肺熱咳嗽可止。梔子涼心腎鼻衄最宜。玄參治結熱毒癰。清利咽膈。升麻消風熱腫毒。發散瘡痍。嘗聞膩粉抑肺而斂肛門。金箔鎮心而安魂魄。茵陳主黃疸而利水。瞿麥治熱淋之有血。朴硝通大腸破血而吐痰癖。石膏墜頭疼解肌而消煩渴。前胡除內外之痰實。滑石利六腑之澁結。天門冬止嗽補血涸而潤肝心。麥門冬清心解煩渴而除肺熱。又聞治虛煩除噦嘔須用竹茹。通秘結導瘀血必資大黃。宣黃連治冷熱痢。又厚腸胃而止瀉。淫羊藿療風冷痺。且補陰虛而助陽。茅根止血與吐衄。石韋通淋於小腸。熟地黃補血且療虛損。生地黃宣血更醫眼瘡。赤芍藥破血而療腹痛。煩熱亦解。白芍藥補虛而生新血。退熱尤良。若乃消腫滿逐水於牽牛。除毒熱殺蟲於貫衆。金鈴子治疝氣而補精血。萱草根治五淋而消乳癰。側柏葉治血山崩漏之疾。香附子理血氣婦人之用。地膚子利膀胱可洗皮膚之風。山豆根解熱毒能止咽喉之痛。白鮮皮去風治筋弱而療足頑痺。旋覆花明目治頭風而消痰嗽壅。又況荊芥穗清頭目便血風瘡之用。瓜蔞根療黃疸毒癰消渴解痰之憂。地榆療崩漏止血止痢。昆布破疝氣散癭散瘤療傷寒解虛煩淡竹葉之功倍。除結氣破瘀血牡丹皮之用周。知母止嗽而骨蒸退。牡蠣澁精而虛汗收。貝母清痰止咳嗽而利心肺。桔梗下氣利胸膈而治咽喉。黃芩止諸熱而治五淋。槐花治腸風亦醫痔痢。常山理痰結而治温瘧。葶藶瀉肺喘而通水氣。此六十種藥性之寒。又當攷圖經以博其所治。觀參所用。其庶幾矣。

熱

藥有温熱。又當審詳。欲温中以蓽撥。用發散以生薑。五味子止嗽痰且滋腎水。膃肭臍療癆瘵更壯元陽。

原夫芎藭驅風濕。補血清頭。續斷治崩漏安胎。益筋强腰脚。麻黃表寒而療咳嗽。韭子助陽而醫白濁。川烏破積。有消痰逐風痹之功。天雄散寒。有去濕助精陽之力。觀夫川椒達下。乾薑煖中。葫蘆巴治虛冷之疝氣。生卷柏破癥瘕而血通。白朮消痰溫胃而止吐瀉。菖蒲開心氣散冷更治耳聾。丁香快脾胃而止吐逆。良薑止冷痛之攻衝。肉蓯蓉益腎塡精。胡椒止胃寒之痰吐。吳茱萸療心血之冷氣。石硫黃煖胃冷而驅虫。散腎冷助脾胃。須用華澄茄。療心疼破積聚。乃用蓬莪朮。縮砂止吐瀉安胎。化酒食之劑。附子療虛寒翻胃壯元陽之助。肉荳蔻治冷瀉。療癰止痛於乳香。紅荳蔻止吐酸。消血殺蟲於乾漆。豈不知鹿茸生精血。腰脊崩漏之均補。虎脛骨壯筋骨。寒濕毒風之可驅。檀香定心氣霍亂之疼減。鹿角壯精髓腰脊之痛除。消腫益血於米醋。下氣散寒於紫蘇。扁豆助脾。則酒有行藥破血之用。麝香開竅。則葱有通中發汗之功。嘗觀五靈脂治崩漏理血氣之刺痛。血竭止血出療金瘡之傷折。麋茸壯陽以助腎。當歸補虛而養血。烏賊骨止崩漏帶下。且除目翳。鹿角膠住血崩能補虛羸勞絕。白花蛇治癱瘓。除風痒之癬疹。烏稍蛇療不仁。去瘡瘍之風熱。又曰川烏藥治冷氣之理。禹餘粮療崩漏之因。巴豆利痰水能破積結。獨活療諸風不論久新。山茱萸治頭暈遺精之藥。白石英醫吐膿咳嗽之人。厚朴溫脾胃去嘔脹。消痰之用。肉桂行血療心冷。止汗如神。鯽魚有溫胃之功。代赭乃鎮肝之劑。沉香下氣能補腎。定霍亂之心疼。橘皮導逆氣去嘔痰而開胃。此六十種藥性之熱。宜參詳而誦記也。

溫

溫藥總括。醫家素諳。木香理乎氣滯。半夏主於風痰。

蒼朮治目盲燥脾勝濕。萆薢消膨脹。制麴尤堪。況夫鍾乳粉補肺氣兼療腎虛。青鹽治腹疼且滋腎水。山藥而腰濕能治。阿膠而痢嗽皆止。赤石脂治精濁而止瀉兼補崩中。陽起石暖子宮以壯陽。更醫陰痿。又曰。紫菀治嗽。防風祛風。蒼耳子透腦涕止。威靈仙宣風氣通。細辛去頭風止嗽。而療齒痛。艾葉治崩漏暖宮。而醫痢紅。羌活明目驅風。而除筋攣腫痛。白芷止崩治腫。而療痔漏瘡癰。乃若紅藍花通經。治腹中惡血之疼。劉寄奴破血。療湯火金瘡之苦。除風濕之痛則茵芋葉。療折傷之證則骨碎補。藿香葉辟惡氣而定霍亂。草菓仁溫脾胃而止嘔吐。巴戟天治陰疝白濁。補腎尤滋。玄胡索理氣痛血凝調經有助。嘗聞款冬花潤肺。去痰嗽以定喘。白荳蔻寬膈。止胃翻而助脾。撫芎走經絡之痛。何首烏治瘡疥之資。薑黃能下氣。破惡血之滯。防巳宜消腫。去風濕之痺。藁本除風主婦人陰痛之腫。仙茅益腎扶元氣虛弱之衰。且曰破故紙溫腎。補精髓與勞傷。宣木瓜入肝。療脚氣并水腫。杏仁調便秘止欬之劑。茴香治疝氣腎疼之用。訶子生津止嗽。療滑泄之痾。秦艽攻風逐水。又除肢節之痛。檳榔豁痰而逐水。更殺寸白蟲。杜仲益腎填精去腰膝之重當知紫石英療驚悸崩中之疾橘核仁治腰疼疝氣之瘨金櫻子兮澁遺精紫蘇子兮下氣涎淡豆豉發傷寒之表大小薊除諸血之鮮益智安神主小便之頻數麻仁潤肺利六腑之燥堅黃芪補虛弱療瘡膿狗脊壯腰脚强筋骨兔絲子補腎以明目馬藺花治疝氣而有益此五十四種藥性之溫更宜參圖經而默識也

平

再詳藥品平和性存以碙砂而去積用龍齒以安魂青皮快膈除膨脹利脾之劑芡實益精治白濁補腎

之能。原夫木賊草去目翳而崩漏亦醫。花蘂石治金瘡而血行則止。決明和肝氣而明目。天麻主濕痺而驅風。甘草和諸藥而解百毒。蓋以性平。石斛平胃氣而補腎虛。更醫脚弱。觀夫商陸治腫。覆盆益精。琥珀安神而散血。硃砂鎮心而有靈。牛膝補精。強足。兼療脚痛。龍骨止汗住濕。更治血崩。萆薢逐骨節之寒濕蒺藜治風瘡而目明。人參潤肺寧心。開脾助胃。蒲黃止崩治衄。消瘀調經。豈不以南星醒脾。去驚風痰吐之憂。三稜破積。除血塊氣膨之證。沒石主泄瀉之困危。皂角治風痰之惡病。桑螵蛸療精氣之泄。鴨頭血腎風腫之盛。蛤蚧治勞嗽。牛蒡子疏風壅之痰。全蝎主風癱。酸棗仁去怔忡之病。嘗聞桑寄生安胎益血。且止腰疼。大腹子去膨下氣。亦令胃和。小草遠志俱有寧心之妙。木通猪苓尤為利水之多。蓮肉有清心醒脾之用。沒藥在治瘡散血之科。郁李仁潤腸宣水。去浮腫之疾。茯神寧心益志。除驚悸之疴。白茯苓補虛勞。多在心脾之有準。赤茯苓破結氣。兼利水道以無過。又因知麥蘗有助脾化食之功。小麥有收汗養心之力。白附子去面風之遊走。大腹皮治水腫之泛溢。椿根白皮主瀉血。桑根白皮主喘息。神麴健脾温胃。五加皮堅筋骨以立行。桃仁破血治腰疼。梔子仁養心脾而有益。抑又聞安息香辟惡且止心腹之痛。冬瓜仁醒脾當為飲食之資。殭蠶治諸風之喉閉。百合斂肺勞而嗽痿。赤小豆解熱毒瘡腫宜用枇杷葉下逆氣噦嘔可醫。連翹排瘡膿而消腫。石楠葉療脚氣之攣拘。穀蘖養脾。阿魏除邪氣而破積。河車補血。大棗和藥性而開脾。鱉甲治勞瘧兼破癥瘕。龜甲堅筋骨。更治崩疾。烏梅主便血瘧痢之用。竹瀝治中氣聲音之失。此六十六種平和之藥。更參本草。而究其詳悉也。

藥性賦

藥性賦 終

炮炙大法

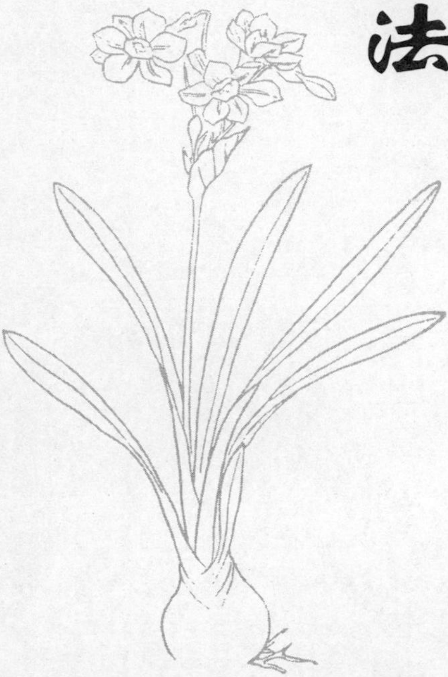

繆希雍 撰

炮炙大法目錄

附

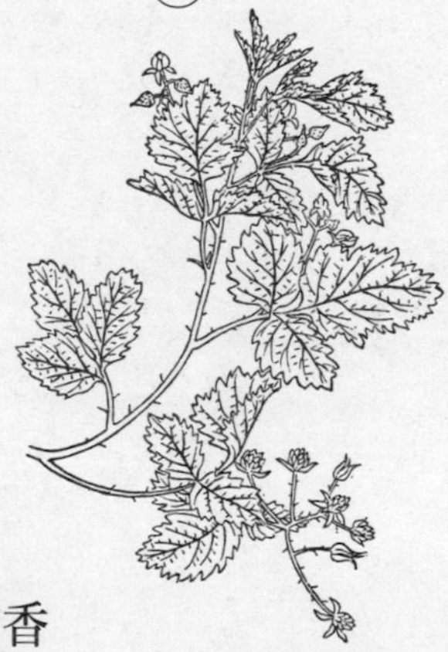

炮炙大法

海虞繆希雍仲淳甫定
延陵莊繼光斂之甫校

按雷公炮製法有十七曰炮曰爁曰煿曰炙曰煨曰炒曰煅曰煉曰製曰度曰飛曰伏曰鎊曰摋曰聮曰曝曰露是也用者宜如法各盡其宜

水部

雨水 立春節雨水 梅雨水芒種後逢壬爲入梅小暑後逢壬爲出梅 液雨水立冬後十日爲入液至小雪爲出液 得雨謂之液雨

冬霜 凡收霜以鷄羽掃之瓶中密封陰處久亦不壞

臘雪 用淨瓶收淨雪築實密封瓶口置於陰室中不見日色春雪有蟲水亦便敗所以不收

神水 五月五日午時有雨急伐竹竿中必有神水瀝取爲藥

半天河 此竹籬頭水及空樹穴中水也

流水 千里水東流水二水皆堪蕩滌邪穢煎煮湯液勞水即揚泛水張仲景謂之甘爛水用流水二斗置大盆中以杓高揚之千萬遍有沸珠相逐乃取煎藥蓋水性本鹹而體重勞之則甘而輕取其不助腎氣而益脾胃也虞摶醫學正傳云甘爛水甘溫而性柔故烹傷寒陰證等藥用之順流水性順而下流故治下焦腰膝之證及通利大小便之藥用之急流水湍上峻急之水其性急速而下達故通二便風痺之藥用之逆流水洄瀾之水其性逆而倒上故發吐痰飲之藥用之也

井泉水 反酌而傾曰倒流出甃未放曰無根無時初出曰新汲將旦首汲曰井華

地漿 此掘黃土地作坎深三尺以新汲水沃入攪濁少頃取清用之

熱湯 須百沸者佳若半沸者飲之反傷元氣作脹

生熟湯 以新汲水百沸湯合一盞和勻故曰生熟今人謂之陰陽水

菊潭水 山澗兩岸有天生甘菊花其下流泉是也

漿水 漿酢也炊粟米熱投冷水中浸五六日味酢生白花色類漿故名若浸至敗者害人

米泔水 即淘米汁也

繅絲湯 以磁瓶收窨封埋淨土地中任經數年久而愈妙

火部

桑柴火 凡一切補藥諸膏宜此火煎之

炭火 櫟炭火宜煅煉一切金石藥烰炭火宜烹煎焙炙百藥丸散

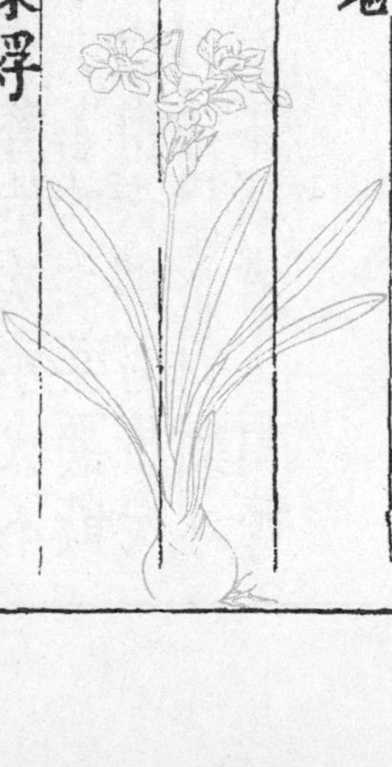

蘆火竹火 宜煎一切滋補藥　凡服湯藥雖品物專精脩治如法而煎藥者鹵莽造次水火不良火候失度則藥亦無功觀夫茶味之美惡飯味之甘餲皆係於水火烹飪之得失即可推矣是以煎藥須用小心老成人以深罐密封新水活火先武後文如法服之未有不效者火用陳蘆枯竹取其不強不損藥力也

土部

黃土 三尺以上曰糞三尺以下曰土凡用當去上惡物勿令入客水

東壁土 此屋之東壁上土爾當取東壁之東邊謂常先見日光刮取用之

伏龍肝 凡使勿悞用竈下土其伏龍肝是十年已來竈額內火氣積久自結如赤色石中黃其形貌八稜取得後細研以滑石水飛過兩遍令乾用熟絹裹却取子時安於舊額內一伏時重研了用

自然銅 生出銅處方圓不定色青黃如銅凡使用甘草湯煮一伏時至明漉出攤令乾入臼中擣了重篩過以醋浸一宿至明用六一泥泥瓷盒子盛二升文武火養三日夜纔乾用蓋蓋了火

墨 陳久而料精者入藥新而粗者不堪

百草霜 此乃竈額及烟爐中墨烟也其質輕細故謂之霜山庄人家者良

梁上塵 須去烟火遠高堂殿上者拂下篩用之一云凡用倒掛塵燒令烟盡篩取末入藥雷氏所說似是梁上灰塵今人不見用

金部

金銀銅鐵 凡使只可渾安在藥中借氣生藥力而已勿入藥服能消人脂

赤銅屑 即打銅落下屑也或以紅銅火煅水淬亦自落下以水淘淨用好酒入砂鍋內炒見火星取研末用

煅兩伏時去土研如粉用凡修事五兩以醋兩鎰為度今人只以火煅醋淬七次研細水飛過用一云製後半年方可入藥否則殺人

銅青 生熟銅皆有青則銅之精華大者即空綠以次空青也銅青則是銅器上綠色者淘洗用之近時人以醋制銅生綠取收晒乾貨之

鉛 凡用以鐵銚鎔化瀉瓦上濾去渣脚如此數次收用其黑錫灰則以鉛沙取黑灰白錫灰不入藥

鉛霜 以鉛打成錢穿成串瓦盆盛生醋以串橫盆中離醋三寸仍以瓦盆覆之置陰處候生霜刷下仍合住

鉛丹 即黃丹也生鉛一味火煅研成細末水飛過用今貨者多以鹽消砂石雜之凡用以水漂去消鹽飛去砂石澄乾微火炒紫色地上去火毒入藥

蜜陀僧 凡使搗細安甕堝中重紙袋盛柳蛀末焙之次下東流水浸滿火煮一伏時去柳末紙袋取用近人以煎銀鑪底代之誤矣鑪底能消煉一切衣帛焉可服耶如無眞者勿用制狠毒

古文錢 周秦漢五代者方可用以火煅微紅淬醋中六七次用入目者磨用入散者用胡桃研成粉

鐵鏽 此鐵上赤衣也刮下用

石部

丹砂 即朱砂也有數種硫砂如拳許大或重一鎰有十四面面面如鏡若遇陰沉天雨即鏡面上有紅漿汁出有梅柏砂如梅子許大夜有光生照見一室有白庭砂如帝珠子許大面上有小星現有神座砂又有金座砂玉座砂不經丹竈服之而自延壽命次有辰錦砂芙蓉砂箭鏃砂已上九種皆可入藥用丹砂入藥秖宜生用慎勿升煉一經火煉餌之殺人研須萬遍要若輕塵以

磁石吸去鐵氣　惡磁石　畏鹽水車前石韋
皂莢決明瞿麥南星烏頭地榆桑椹紫河車地
丁馬鞭草地骨皮陰地
厥白附子　忌諸血

雲母　凡使色黃黑者厚而頑赤色者經婦人手把者
並不中用須要光瑩如冰色者爲上凡修事一
斤先用小地膽草紫背天葵生甘草地黃汁各
一鎰乾者細剉濕者取汁了於甆堝中安雲母
於諸藥了下天池水三鎰著火煑煑一日夜水
火勿令失度其雲母自然成碧玉漿在鍋底却
以天池水猛投其中將物攪之浮如堝涎者即
去之如此三度淘淨了取沉香一兩搗作末以
天池水煎沉香湯三升已來分爲三度再淘雲
母漿了日中晒任用之　澤瀉爲之使　惡徐
長卿羊血　畏鮀甲礬石東流水百
草上露茅屋漏水　制汞伏丹砂

石鐘乳　凡使勿用頭粗厚并尾大者爲孔公石不用
色黑及經大火驚過并久在地上收者曾經
藥物制者並不得用須要鮮明薄而有光潤者
似鵞翎筒子爲上有長五六寸者凡修事法以

五香水煮過一伏時然後漉出又別用甘草紫背天葵汁漬再煮一伏時凡入兩鐘乳用沉香零陵藿香甘松白茅等各一兩以水先煮過一度了第二度方用甘草等二味各二兩再煮了漉出拭乾緩火烘之然後入臼杵如粉篩過却入鉢中令有力少壯者三兩人不住研三日夜勿歇然後用水飛澄了以絹籠之於日中晒令乾又入鉢中研二萬遍後以瓷盒子收貯用之

蛇牀爲之使　惡牡丹玄石牡蒙人參二朮忌羊血　畏紫石英蘘草韭實獨蒜胡葱胡荾麥門冬猫兒眼草

礬石　生用解毒煆用生肌　甘草爲之使　惡牡蠣　畏麻黃紅心灰藿

芒硝　水飛過用五重紙滴過去脚於鐺中乾之方入乳鉢研如粉任用芒硝是朴硝中煉出形似麥芒者號曰芒硝　火爲之使　惡苦參苦菜　畏女菀杏仁竹葉

滑石　以刀刮去浮面黃者研如粉以牡丹皮同煮伏時出去牡丹皮取滑石却用東流水淘飛去

下脚七次於日中晒乾方用　白如凝脂軟滑者良　石韋為之使　惡曾青　制雄黃

赤石脂　研如粉新汲水飛過三度晒乾用亦有火煅水飛者　惡大黃松脂　畏芫花豉汁　畏黃芩大黃官桂

白石英　可煮汁用張仲景只令㕮咀不為細末　惡馬目毒公

紫石英　煮汁用或火燒醋淬為末傳毒　長石為之使　得茯苓人參芍藥主心中結氣　得天雄菖蒲主霍亂　惡鮀甲黃連麥句薑　畏扁青附子及酒

爐甘石　以炭火煅紅童便淬七次水洗淨研粉水飛過晒用

綠礬　火煅通紅淬入米醋中烘乾研如飛粉　畏醋

雄黃　取透明色鮮紅質嫩者研如飛塵水飛數次　畏南星地黃萵苣地榆黃芩白芷當歸地錦苦參五加皮紫河車五葉藤鵞腸草鷄腸草鵞不食草圓桑葉蝟脂

石硫黃 研如飛塵用以殺蟲行血　曾青石亭脂爲之使　畏細辛朴消鐵醋黑錫猪肉鴨汁餘甘子桑灰益母天鹽車前黃蘗石韋蕎麥獨帚地骨皮地榆蛇牀蓖麻兔絲蠶沙紫河波稜桑白皮馬鞭草

食鹽 凡鹽多以礬消石灰之類雜之入藥須用水化澄去脚滓煎鍊白色乃良　漏蘆爲之使

水銀 凡使草中取者并舊朱漆中者經別藥制過者在屍過者半生半死者俱勿用在朱砂中產由者其色微紅收得後用葫蘆收免遺失先以紫背天葵并夜交藤自然汁二味同煮一伏時其毒自退若修十兩用前二味汁各七鎰和合煮足爲度　畏慈石砒石黑鉛硫黃大棗蜀椒紫河車松脂松葉荷葉穀精草金星草萱草夏枯草莨菪子鷹屎紅馬蹄香獨脚蓮水慈姑瓦松忍冬

水銀粉 凡水銀一斤用明礬焰硝皂礬食鹽各二兩同一處研以不見汞星爲度用烏磁盆一二箇

以藥鋪盆內上用一盆合定以鹽泥石膏蜜醋調封盆口勿令泄氣下盆底用鐵釘三脚支住四五寸高用炭火先文後武蒸半日次日冷定輕輕取起上盆則輕粉盡騰其上以鵞翎掃下聽用此乃眞正輕粉生肌立効市肆多攙寒水石銀母石石膏焉得有用乎

黃連土茯苓陳醬黑鉛鐵漿可制其毒

戎鹽

即青鹽温水洗去塵土淨晒乾入藥

石膏

雪白有墻壁者眞即市之寒水石也石臼中搗成粉以密絹羅過生甘草水飛過了水澄令乾重研用之作散者煆熟入煎劑半生半熟雞子爲之使畏鐵惡莽草巴豆馬目毒公

磁石

欲驗者一斤磁石四面只吸鐵一斤者此名延年沙四面只吸得鐵八兩者號曰續未石四面只吸得五兩已來者號曰磁石脩事一斤用五花皮一鎰地榆一鎰故綿十五兩三件并細剉以搥於石上碎作二三十塊子將磁石於甆瓶中下草藥以東流水煑三日夜然後漉出拭乾

以布褁之向大石上再槌令細了却入乳鉢中
研細如塵以水沉飛過了又研如粉用之　柴
胡爲之使　殺鐵毒消金　惡牡丹莽
草　畏黃石脂　伏丹砂養汞去鍋暈

起陽石　用火煆透紅研極細如麪　桑螵蛸爲之使
惡澤瀉雷丸菌桂石葵蛇蛻皮　畏兎絲
子　忌
羊血

瑪瑙　犬肉內煮之火煆紅醋淬用試
瑪瑙法以研木不熱者爲眞

石灰　凡使用醋浸一宿漉出待乾下火煆令腥臓之
氣出用瓶盛著瓷蓋放令拭上灰令淨細研用
去錫暈　制
三黃硇砂消石

砒霜　凡使用小甆瓶子盛後入紫背天葵石龍芮二
味三件便下火煆從巳至申便用甘草水浸從
申至子出拭乾入瓶盛於火中鍛別研三萬下
用之一法每砒霜一兩打碎用明礬一兩爲末
蓋砒上貯礶中入明火一煆以枯礬爲度砒之
悍氣隨烟而去駐形於礬中者庶幾無大毒用

之不傷也用砒霜卽用礬霜是也似簡便畏
菉豆冷水 青鹽鶴頂草消石蒜水蓼常山益
母獨帚木律菖蒲三角酸鵞
不食草波稜萵苣皆能伏砒

礞石 與火硝相半入陽成鑵封固煆存
性研如飛塵入藥 得焰硝良

花乳石 出陝華諸郡色正黃形之大小方圓無定凡
入丸散以罐固濟頂火煆過出火毒研細水
飛 晒乾用

蓬砂 卽硼砂也白如明礬者良研如飛塵 畏
知母芸薹紫蘇甑帶何首烏鵞不食草

草部

人參 色微黃皮薄滋潤明亮潤而獨株味甘回味不
苦者良去蘆 茯苓馬藺爲之使 惡鹵鹹溲
疏 畏
五靈脂

天門冬 劈破去心用柳木甑燒柳木柴蒸一伏時酒
酒令遍更添火蒸出曝 地黃貝母垣衣爲

之使　忌鯉魚　畏曾
青浮萍　制雄黃硇砂

麥門冬　產杭州莧橋細白而皺者良水洗去心大抵
一斤須減去五六兩凡入湯液或以水潤去
心或以瓦焙乘熱去心若入丸散須瓦焙熟即
於風中吹冷如此三四次即易燥且不損藥力
或以湯浸搗膏和藥亦可滋補藥則以酒浸擂
之　地黃車前為之使　惡款冬苦芙苦瓠
畏苦參青葙木
耳　伏石鍾乳

甘草　須去頭尾尖處頭尾吐人截作三寸長劈破作
六七片以甕器盛之用浸蒸從巳至午出曝乾
或用清水蘸炙或切片用蜜水拌炒如瀉火生
用　朮苦參乾漆為之使　惡遠志　忌豬肉

生地黃　大如大指堅實者佳酒洗晒乾以手擘之有
聲為度好酒拌勻置甕甕內包固重湯煮一
晝夜勝於蒸者名熟地黃生者酒洗用　得酒
麥門冬薑汁縮沙良　惡貝母　畏蕪荑　忌
葱蒜蘿蔔諸血製地黃勿犯銅鐵器
令人腎消并白髮男損榮女損衛也

菖蒲 勿用泥菖夏菖其二件相似如竹根鞭形黑氣
穢味腥不堪用石上生者根條嫩黃堅硬節稠
長一寸有九節者是眞也用銅刀刮上黃黑硬
節皮一重了用嫩桑枝條相拌蒸出曝乾　秦
皮秦艽爲之使　惡麻黃
地膽　忌飴糖羊血鐵器

黃連 非眞川黃連不效折之中有孔色如赤金者良
去鬚切片分開粗細各置姜汁排透用綿紙襯
先用山黃土炒乾研細再炒至將紅以連片隔
紙放上炒乾再加姜汁切不可用水紙焦易新
者如是九次爲度赤痢用濕槐花拌炒上法入
痢藥中至於治本臟之火則生用之治肝膽之
實火則以猪膽汁浸炒治肝膽之虛火則以醋
浸炒治上焦之火則以酒炒治中焦之火則以
薑汁炒治下焦之火則以鹽水或朴硝炒治氣
分濕熱之火則以茱萸湯浸炒治血分塊中伏
火則以乾漆水炒諸法不獨爲之導引盖辛熱
能制其苦寒鹹寒能制其燥性在用者詳酌之
黃芩龍骨理石爲之使　忌猪肉　畏牛膝
款冬　惡冷水菊花玄參白殭蠶白鮮芫花

胡黃連 似乾柳枝心黑外黃折之塵出如烟者眞 忌惡同黃連 忌鐵

菊花 眞者味甘色黃單瓣光心去蒂用 朮枸杞根桑根白皮青葙葉爲之使

白朮 米泔浸去油者山黃土裹蒸晒九次洗淨去皮切片晒乾 防風地榆爲之使 忌桃李雀肉菘菜青魚

蒼朮 出茅山細而帶糖香味甘者眞米泔浸洗極淨刮去皮拌黑豆蒸又拌蜜酒蒸又拌人乳透蒸凡三次蒸時須烘晒極乾氣方透 忌同白朮

菟絲子 米泔淘洗極淨略晒揀去稗草子磨五六次酒浸一宿慢火煮乾木槌去殼一法用酒煮一晝夜搗作餅晒乾然後復研方細一法以白紙條同研方細 薯蕷松脂爲之使 得酒良 惡雚菌

牛膝 酒浸蒸曝乾形長二尺五寸巳上者方佳蜀地及懷慶産者良 惡螢火龜甲陸英 畏白前

忌牛肉

茺蔚子 花紅者良忌鐵 制三黃砒石

柴胡 凡使莖長軟皮赤黃髭鬚出在平州平縣即今銀州銀縣也西畔生處有白鶴綠鶴於此翔處是柴胡香直上雲間若有過往聞者皆氣爽此種治骨蒸不入發表藥去髭并頭勿令犯火立便無效也 半夏為之使 惡皂莢 畏女菀藜蘆

前胡 切開白色者良水洗用竹刀刮去蒼黑皮并髭土了細銼以甜竹瀝浸令潤日中曬乾用 使 惡畏同柴胡

獨活羌活 細銼拌淫羊藿裛二日後曝乾去淫羊藿用免煩人心此服食家治法尋常去皮或焙用爾 蠡實為之使

升麻 綠色者良治滞下用醋拌炒

車前子 自收玄色者良賣家多以葶藶子代充不可不辨使葉勿使莖入補益藥中用米泔淘淨蒸入利水治泄瀉藥炒爲末用 常山爲之使

木香 形如枯骨油重者良忌見火入煎藥磨汁內熟湯中服若實大腸宜麪煨熟用

薯蕷 補益藥及脾胃中熟用外科生用切用銅刀 紫芝爲之使 惡甘遂

萎蕤 凡使勿用黃精并鉤吻二物相似萎蕤上有鬚毛莖班葉尖處有小黃點爲不同采得以竹刀刮去節皮洗淨以蜜水浸一宿蒸了焙乾用 畏鹵鹹

薏苡仁 顆小色青味甘用糯米炒 咬着粘人齒凡一兩以糯米一兩同炒令糯米熟去糯米取使或以鹽湯煮過亦得 一法 滚湯泡三次去油蒸氣日乾用

澤瀉 不油不蛀者良細剉酒浸一宿漉出曝乾用 一法米泔浸去毛蒸或搗碎焙 畏海蛤文蛤 忌鐵

遠志去心若不去心服之令人悶去心了用熟甘草湯浸一宿漉出曝乾用之　得茯苓龍骨冬葵子良　畏眞珠飛廉藜蘆齊蛤

龍膽草甘草湯中浸一宿至明漉出曝乾用勿空腹餌之令人溺不禁　貫衆赤小豆爲之使　惡地黃防葵

細辛揀去雙葉服之害人洗淨去泥沙　曾青草根爲之使　忌生菜狸肉　惡黃芪狼毒山茱萸　畏滑石消石

石斛長而中實味不苦者眞去頭土了用酒浸一宿漉出於日中曝乾却用酥蒸從巳至酉却徐徐焙乾用石斛鎖陽澁丈夫元氣如斯脩事服滿一鎰永不骨痛蹔使酒蒸用服餌當如法　陸英爲之使　惡凝水石巴豆　畏雷丸

巴戟天去心用枸杞子湯浸一宿待稍軟漉出却用酒浸一伏時又漉出用菊花同熬令焦黃去

菊花用布拭令乾用今法惟以酒浸一宿剉焙入藥若急用只以溫水浸軟去心也

覆盆子為之使　惡雷丸丹參朝生

菴蕳子 可煮汁作飲為末作散俱荊子薏苡為之使

芎藭 形塊重實色白者良　白芷為之使　畏黃連　伏雌黃

刺蒺藜 淨揀擇了蒸從午至酉出日乾於木臼中舂令皮上刺盡用酒拌再蒸從午至酉出日乾用一法炒研去刺為末如入煎藥臨時調服不入湯煎　烏頭為之使

藥

沙苑蒺藜 綠色形如腰子細而香如天池茶者真郎同州多偽者或炒或酒漿拌蒸亦不入湯

黃耆 軟如綿直而細中有菊心味甘者良補氣藥中蜜炙用瘡瘍藥中鹽水炒用俱去皮　茯苓為之使　惡白鮮龜甲

肉蓯蓉 肥大者良用清酒浸一宿至明以棕刷上去沙土浮甲盡劈破中心去白膜一重如竹絲草樣是此偏隔人心前氣不散令人上氣不出凡使用先須酒浸并刷草了却蒸從午至酉出又用酥炙得所 忌鐵

防風 實而潤頭節堅者良去蘆并叉頭叉尾者形彎者令人吐勿用 畏萆薢 惡乾薑藜蘆白斂芫花

蒲黃 自採者眞勿用松黃并黃蒿其二件全似只是味粗及吐人凡欲使蒲黃須隔三重紙焙令色黃蒸半日却焙令乾用之妙行血生用止血炒用

續斷 皺皮黃色折之烟塵起者良用酒浸一伏時搥碎去筋焙乾用 地黃爲之使 惡雷丸

漏蘆 枯黑如漆味不苦酸者眞細剉拌生甘草相對蒸從巳至申去甘草揀淨用 連翹爲之使

天名精 一名過冬青卽荔枝草吳人又呼爲天蔴地菘擂汁服 垣衣地黃爲之使

決明子 炒研 蓍實爲之使 惡大麻子

丹參 去蘆 賣家多染色須辨之 畏鹽水

茜根 勿用赤柳草根眞似茜根只是滋味澁不入藥中用若服令人患内瘴眼速服甘草水解之凡使用銅刀於槐砧上剉日乾勿犯鐵并鉛 畏鼠姑 制雄黃

五味子 遼東者佳去枯者銅刀劈作兩片用蜜浸蒸從巳至申或晒或烘炒 蓯蓉爲之使 惡葳蕤 勝烏頭

忍冬 花四月采藤葉不拘時采俱陰乾不見日火

蛇床子 凡使須用濃鹽汁百部煎濃汁二味同浸三伏時漉出日乾却用生地黃汁相拌蒸從午至亥日乾用 惡牡丹貝母巴豆 伏硫黃

茵陳蒿 須用葉有八角者採得陰乾去根細剉用勿令犯火 山茵陳俗呼爲帝鐘茵蔯即八角也

伏硇砂

沙參 去蘆白實味甘者良　惡防巳

王不留行 拌濕蒸之從巳至未以漿水浸一宿焙乾用

乾薑 馬湖者良微炒若治產後血虛發熱及止血俱炒黑溫中炮用散寒邪理肺氣止嘔生用　秦椒為之使　惡黃芩黃連天鼠糞　殺半夏南星莨菪毒

生薑 不宜使熟宜搗絞汁待藥煎成傾入方不失生薑字之義如入藥煎乃熟薑非生薑矣　使惡殺同乾薑

葈耳實 蒸用或炒熟搗去刺用　忌猪肉馬肉米泔

葛根 雪白多粉者良

葛花 消酒煎飲

括樓根 雪白多粉者良 枸杞爲之使 惡乾薑 畏牛膝乾漆

括樓仁 搗碎用粗紙壓去油

苦參 先須用糯米濃泔汁浸一宿上有腥穢氣并在水面上浮並須重重淘過即蒸從巳至申出曝乾細剉用之不入湯藥 玄參爲之使 惡貝母漏蘆兎絲子 伏汞雌黃焰硝

當歸 色白味甘者良去塵并頭尖硬處一分巳來洗淨酒浸一宿若要破血即使頭一節硬實處若要止痛止血即用尾若一槩用不如不使服食無效單使妙也 惡藺茹濕麪 制雄黃 畏菖蒲生薑海藻牡蒙

麻黃 陳久者良去節并沫若不盡服之令人悶用夾刀煎去節并頭槐砧上用銅刀細剉煎三四十沸竹片掠去上沫盡漉出熬乾用之 厚朴白微爲之使 惡辛夷石韋

白芍藥 以竹刀刮去麤皮并頭土了剉之將蜜水拌蒸從巳至未曝乾用之今人多以酒浸蒸切

片或用煩赤良　須丸烏藥末藥爲之使　惡石斛芒硝

赤芍藥 製度并使惡同白芍藥

瞿麥 只用蕊殼不用莖葉若一時使即空心令人氣咽小便不禁凡欲用先須以堇竹瀝浸一伏時漉出晒乾用　牡丹蓑草爲之使　惡螵蛸　伏丹砂

玄參 墨黑者良用蒲草重重相隔入甑蒸兩伏時後出乾勿令犯銅鐵餌之噎人喉喪人目揀去蒲草盡了用之一法用酒洗去塵土切片晒乾用　惡黃芪乾薑大棗山茱萸

秦艽 凡使秦并艽須於脚文處認取左文列爲文即治疾艽即發脚氣凡用秦先以布拭上黃肉毛盡然後用童便浸一宿至明出日乾用　菖蒲爲之使　畏牛乳

百合 白花者良酒拌蒸

知母 皮黃肉白者良於槐砧上細剉焙乾木臼杵擣　一法去毛蜜炙勿令犯鐵器　得黃蘗及酒良

伏蓬砂鹽

貝母 黃白輕鬆者良先於柳木灰中炮令黃劈破去內口鼻上有米許大者心一小顆後拌糯米於銚上同炒待米黃熟然後去米取出其中有獨顆團不作兩片無皺者號曰丹龍精不入藥用若誤服令人筋脈不收用黃精小藍汁合服立愈 厚朴白微為之使 惡桃花 畏秦艽莽草礜石

白芷 白色不蛀者良 當歸為之使 惡旋復花 制雄黃硫黃

淫羊藿 細剉用羊脂相對拌炒過待羊脂盡為度每修事一斤用羊脂四兩為度也 薯蕷紫芝為之使 得酒良

黃芩 大腑經用枯芩去腐酒浸切炒入大腸或安胎等俱用子芩酒浸切炒 龍骨山茱萸為之使 惡葱實 畏丹砂牡丹藜蘆

狗脊 凡修事火燎去毛細剉了酒拌蒸從巳至申出曝乾用　萆薢爲之使　惡莎草敗醬

茅根 洗淨搗爛勿用露根

紫菀 用東流水淘洗令淨用蜜浸一宿火上焙乾用凡修事一兩用蜜二分　款冬爲之使　惡天雄藁本雷丸遠志瞿麥　畏茵蔯

紫草 眞者方佳須用蠟水蒸之待水乾取去頭并兩畔鬚細剉用每修事紫草一斤用蠟三兩於鐺中鎔淨便投蠟水作湯用

通草 即木通也有紫白二色紫者皮厚味辛白者皮薄味淡二者皆能通利

藁本 去蘆水洗切　惡蘭茹　畏青葙子

石韋 背有黃毛須拭極淨羊脂拌炒焦黃色　滑石杏仁射干爲之使　得菖蒲良　制丹砂礬石

萆薢 其根細長淺白者眞酒浸一宿焙乾　忌鐵　薏苡爲之使　畏前胡柴胡牡蠣大黃葵根

土茯苓 忌鐵茶

白薇 用糯米泔汁浸一宿至明取出去髭了於槐砧上細剉蒸從巳至申出用夏月浸二時許 惡黃芪乾薑大棗山茱萸大黃大戟乾漆

大青 處處有之三四月采莖陰乾

艾葉 產蘄州者良入藥用新灸火用陳苦酒香附爲之使

惡實 一名鼠粘子一名牛蒡子一名大力子用酒拌蒸待上有薄白霜重出却用布拭上然後焙乾搗如粉用

水萍 紫背浮萍七月采之揀淨以竹篩攤晒下置水一盆映之即易乾也

王瓜 根能吐下子生用潤心肺治黃病炒用治肺痿吐血腸風瀉血赤白痢反胃吐食 取汁制雄汞

地榆 切之如綿者良酒洗　得髮良惡麥門冬伏丹砂雄黃硫黃

大小薊根 消腫擣汁止血燒灰存性

海藻 凡使先須用生烏豆并紫背天葵和海藻三件同蒸一伏時候日乾用之近人但洗淨鹹味焙乾用　反甘草

澤蘭 凡使先要別識雄雌其形不同大澤蘭形葉皆圓根青黃能生血調氣與大合小澤蘭迥別採得後看葉上斑根須尖莖方此藥能破血通久積凡修事大小澤蘭須細剉之用絹袋盛懸於屋南畔角上令乾用　防已爲之使

昆布 凡使先用弊甑箄同煮去鹹味焙細剉用每修事一斤用甑箄十箇用昆布細剉二味各一處下東流水從巳至亥水旋添勿令少

防已 凡使勿使木條以其木條已黃腥皮皺上有子足子不堪用凡使防已要心花文黃色者然後

細剉車前草根相對同蒸半日後出去車前草根細剉用之一法用酒洗切殷孽爲之使惡細辛畏萆薢女菀鹵鹹殺雄黃硝石毒

天麻

透明者良天麻十兩用蒺藜子一鎰緩火熬焦熟後便先安置天麻十兩於瓶中上用火熬過蒺藜子蓋內外便用三重紙蓋并繫從巳至未時又出蒺藜子再入熬炒准前安天麻瓶內用炒了蒺藜子於中依前蓋又隔一伏時後出如此七遍瓶盛出後用布拭上氣汗用刀劈焙之細剉單搗一法麪裹煨透切

阿魏

凡使各有訛僞有三驗第一驗將半銖安於銅器中一宿至明霑阿魏處白如銀汞無赤色第二驗將一銖置於五斗草自然汁中一夜至明如鮮血色第三驗將一銖安於柚樹上樹立乾便是眞色黑者力微黃溏者力上凡使先於淨鉢中研如粉了於熱酒器上裛過任入藥用

香薷

入九月開花着穗時采之去根留葉陰乾勿令犯火服至十兩一生不得食白山桃也

百部根去心皮用酒浸一宿漉出焙乾細剉用

款冬花花未舒者良去梗蒂甘草水浸一時晒乾用
杏仁爲之使　得紫菀良　惡玄參皂莢
消石　畏貝母麻黄辛夷黄芩黄芪連翹青葙

紅藍花自種者眞得酒良

牡丹皮凡使採得後日乾用銅刀劈破去骨了細剉如大豆許用清酒拌蒸從巳至未出日乾用潤而厚者良　忌蒜胡荽　伏砒　畏菟絲子貝母大黄

三稜去毛米醋浸一日切片炒或煮熟焙乾入藥乃良

青黛水飛去脚緑中有石灰入服餌藥中宜飛淨用一法用青布浸汁代之

鬱金色赤似薑黄蟬肚者良置生雞血中化成水者眞磨汁臨服入藥

盧會上有青竹文斑并光膩味極苦勿便和衆藥搗此藥先擣成粉待衆藥末出然後入藥中

延胡索產茅山谿陵澗粒粒金黃色者良醋煮切

肉豆蔻不油不蛀不皺皮者佳糯米作粉使熱湯搜裹豆蔻於糖灰中炮待米團子燋黃熟然後出去米粉用勿令犯銅鐵

白豆蔻藥煎成方炒研入一二沸即起入丸待諸藥細末後方入勿隔宿

砂仁畧炒吹去衣研用入湯丸法同白豆蔻得白檀香豆蔻爲使入肺得人參益智爲使入脾得黃蘗茯苓爲使入腎得赤白石脂爲使入大小腸得訶子白蕪荑鼈甲良

補骨脂即破故紙形圓實色黑者良此藥性本太燥每用酒浸一宿後漉出浮者去之却用東流水浸三日夜却蒸從巳至申出日乾用忌鐵得胡桃胡麻良惡甘草忌諸血芸薹

蓬莪茂凡使於砂盆中用醋磨令盡然後於火畔吸令乾重篩過用一法火炮醋浸煨切得酒醋良

白前 用生甘草水浸一伏時後漉出
去頭鬚了焙乾任入藥中用

薺苨 解百藥毒生擣汁
服或末煮俱可

白藥子 末用

香附 細者佳去毛以水洗淨揀去砂石於石臼內擣
去皮用童便浸透晒擣用或以酒醋酥鹽水薑
汁浸俱瓦上焙乾 得芎藭
蒼朮醋童子小便良 忌鐵

鱧腸 即旱蓮草性太寒宜熬
膏用須日色中 忌鐵

使君子 慢煨香熟用或云七生七煨
食亦良忌飲熱茶犯之即瀉

蘄草 治肺熱吐血有神舊
出婺州今產寧州

附子 底平有九角如鐵色一箇重一兩即是氣全堪
用修事十兩於文武火中炮令皺折者去之用
刀刮上孕子并去底尖微細劈破於屋下午地
上掘一坑可深一尺安於中一宿至明取出焙

乾用麩炒欲炮者灰火勿用雜木火只用柳木最多若陰制使即生去尖皮底薄切用東流水并黑豆浸五日夜然後漉出於日中曝令乾用凡使須陰制去皮尖了每十兩用生烏豆五兩東流水六升一云此物性太烈古方用火炮不若用童便煮透尤良 地膽爲之使 得蜀椒食鹽下達命門 惡蜈蚣豉汁 畏防風甘草人參黃芪綠豆烏韭童溲犀角

半夏 陳久者良若脩事四兩用搗了白芥子末二兩頭醋六兩二味攪令濁將半夏投中洗三遍用之半夏上有巢涎若洗不淨令人氣逆肝氣怒滿若入治痰飲藥用白礬湯入薑汁浸透洗淨用無白星爲度造麴法用半夏不拘多少將滚湯泡過宿搗爛每一斗入生薑一斤同搗之作餅子用乾稻稈或粟麥稈盦之如盦麴法乾久用 射干柴胡爲之使 惡皂莢海藻飴糖羊血 畏生薑乾薑秦皮龜甲雄黃

大黃 細切內文如水旋斑緊重剉蒸從巳至未晒乾又用臘水蒸從未至亥如此蒸七度却灑薄蜜

水再蒸一伏時其大黃臂如烏膏樣於日中晒乾用之爲妙下藥酒浸一時煮二三沸即服　黃芩爲之使　惡乾漆　忌冷水

桔梗　味苦而有心者良凡使去頭上尖硬二三分巳來并兩畔附枝子於槐砧上細剉用百合水浸一伏時漉出緩火熬令乾用每修事四兩用生百合五分搗作膏投於水中浸一法用米泔浸一宿微焙用　節皮爲之使　畏白及龍膽龍眼　忌猪肉　伏砒

草蒿　即青蒿葉細而香自採隹陰乾凡使唯中爲妙到膝即仰到腰即俛使子勿使葉使根勿使莖四件若同使翻然成痼疾採得葉不計多少用童溺浸七日七夜後漉出晒乾　伏硫黃

旋復花　去褁花蕋殼皮并蒂蒸從巳至午晒乾用

射干　不辣者良米泔水浸一宿漉出然後用堇竹葉煮從午至亥漉出日乾用之

常山　如鷄骨者良春使莖葉夏秋冬使根酒浸一宿至明漉出日乾熬搗少用勿令老人久病者服

之切忌　畏玉札忌葱菘菜　伏砒石

甘遂　用生甘草湯小薺苨自然汁二味攪浸三日其水如墨汁更漉出用東流水淘六七次令水清爲度漉出於土器中熬令脆用之一法麪包煨熟去麪　瓜蒂爲之使　惡遠志

白歛　生取根搗爛可傳癰腫　代赭爲之使

白及　水洗切　紫石英爲之使　惡理石　畏杏仁李核仁

貫衆　洗淨切片炒　雚菌赤小豆爲之使　伏石鍾乳

何首烏　冬至後採者良入春則芽而中空矣北人以贗種欺人香氣不能混也臨用勿去皮以苦竹刀切米泔浸經宿同豆九蒸九晒木杵臼搗之勿犯鐵器　茯苓爲之使　忌葱蒜蘿蔔諸血無鱗魚

威靈仙　去蘆酒洗　忌茶麪湯

牽牛子 卽草金零入水中淘浮者去之取沉者曬乾拌酒蒸從巳至未曬乾臨用舂去黑皮用之

黑者力速磨取頭末入藥得乾薑青木香良

蓖麻子 形似巴豆節節有黃黑斑點凡使先須和皮用鹽湯煮半日去皮取子研過用 忌炒豆 伏丹砂粉霜

天南星 陳久鬆白者良滚湯明礬或薑汁拌和泡用一用泡過者爲末入臘月黑牛膽中陰乾用

蜀漆爲之使 得火牛膽良 惡莽草 畏附子乾薑防風生薑 伏雌黃丹砂焰硝

豨薟 方赤莖者良採葉陰乾醇酒拌九蒸九晒 忌鐵

苧根 此物大能補陰而行滯血方藥以其目前賤物多不用

白頭翁 花子莖葉同 蠡實爲之使 得酒良

蘆根 逆水生并黃泡肥厚味甘者良露根勿用去鬚節并赤黃皮用其汁消痰開胃下氣除熱解一

切食物魚鰕河魨毒

馬兜鈴 凡使採得後去葉并蔓了用生絹袋盛於東屋角畔懸令乾了劈作片取向裏子去革膜並令淨用子勿令去革膜不盡用之並皮炒入藥

仙茅 刮上皮於槐砧上用銅刀切豆許大却用生稀布袋盛於烏豆水中浸一宿取出用酒濕拌了蒸從巳至亥取出曝乾勿犯鐵斑人鬚鬢禁食牛乳及黑牛肉

劉寄奴 凡使去梗以布拭上薄殼皮令淨拌酒蒸從巳至申出曝乾用之莖葉花子皆可用

骨碎補 生江南根着樹石上採得用銅刀刮去上黃赤毛盡便細切用蜜拌令潤架柳甑蒸一日後出曝乾用一法去毛細切後用生蜜拌蒸從巳至亥

連翹 黒而閉口者良去蒂根研

續隨子 凡用去殼取色白者以紙包壓去油取霜用

山豆根或末或研或噙咽

白附子竹節者良炮去皮得火良

預知子去皮研服

木賊草去節童便浸一宿焙乾

蒲公草自採鮮者入湯藥煎入丸末傳瘡毒搗爛用

穀精草土瓜為之使忌鐵伏汞砂

夏枯草土瓜為之使忌鐵伏汞砂

山慈菰根出浙江處州府遂昌縣洪山地方市中無眞者形光無毛本草註中云有毛誤也

燈心草蒸熟待乾折取中心白穣燃燈者是為熟草不蒸者生乾剥取為生草入藥用之最難研以粳米粉漿染過晒乾研末入水澄之浮者是燈心也晒乾用

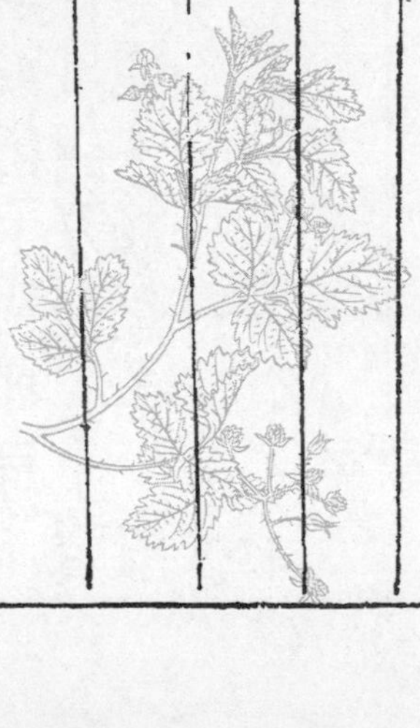

海金沙 或丸或散沙及草俱可入藥

萱草根 晒乾為末或用水煎酒煎研汁皆可服

藿香 自種者良採之如蘹香氣者眞薄荷香者非也

絡石 凡採得後用麤布揩葉上莖蔓上毛了用熟甘草水浸一伏時出切日乾任用 杜仲牡丹爲之使 惡鐵落 畏貝母菖蒲 殺孽毒

木部

桂 凡使勿薄者要紫色厚者去上麤皮取心中味辛者使每斤大厚紫桂只取得五兩取有味厚處生用加末用即用重密熟絹并紙裹勿令犯風其州土只有桂草元無桂心用桂草煑丹陽木皮遂成桂心 凡用即單擣用之 得人參甘草麥門冬大黃黃芩調中益氣得柴胡紫石英乾地黃療吐逆 忌生葱石脂

桂枝 即桂之枝條輕薄者

槐實 凡採得後去單子并五子者只取兩子三子者凡使用銅槌槌之令破用烏牛乳浸一宿蒸過用景天爲之使

槐花 未開時采收陳久者良入藥揀淨酒浸微炒若止血炒黑

枸杞根 即地骨皮凡使根掘得後用東流水浸以物刷上土了待乾破去心用熱甘草湯浸一宿然後焙乾用其根若似物命形狀者上春食葉夏食子秋食根并子也 制硫黃丹砂

枸杞子 去蒂及枯者酒潤一夜搗爛入藥

栢實 去油者酒拌蒸另搗如泥或蒸熟曝烈春簸取仁炒研入藥 瓜子牡蠣桂爲之使 畏菊花羊蹄諸石及麪麴伏砒硝

栢葉 向月令採之春東夏南秋西冬北 使畏伏同實

茯苓 堅白者良去皮搗爲末於水盆中攪三次將濁浮者去之是茯苓筋若誤服之令人眼中童子并黑睛點小兼盲目切記如飛澄淨晒乾人乳拌蒸用赤茯苓則不必飛也　使惡畏忌同茯神

茯神 去皮木用　馬問爲之使　得甘草防風芍藥麥門冬紫石英療五藏　惡白斂　畏地榆秦艽牡蒙龜甲雄黃　忌米醋及酸物

琥珀 凡用紅松脂石珀水珀花珀物象珀堅珀琥珀紅松脂如琥珀只是濁太脆文橫水珀多無紅色如淺黃多麄皮皺石珀如石重色黃不堪用花珀文似新馬尾松心文一路赤一路黃物象珀其內自有物命動此使有神妙堅珀其珀是衆珀之長故號曰堅珀琥珀如血色於布上拭吸得芥子者真也大率以輕而透明者爲佳入藥中用水調側栢子末安於甆鍋子中安琥珀於末中了下火煮從巳至申别有異光别搗如粉重篩用一法用細布包内豆腐鍋中煮之然

後灰火畧煨過入目
製用安心神生用

酸棗粒粒粗勿碎皮者良炒爆研細入
藥如砂仁法勿隔宿　惡防已

黃檗木即黃檗也凡使用刀削上麁皮了用生蜜水
浸半日漉出晒乾用蜜塗文武火炙令蜜盡
爲度凡修事五兩用蜜三兩一法用
鹽酒拌炒褐色　惡乾漆　伏硫黃

楮實凡使揀得後用水浸三日將物攪旋投水浮者
去之晒乾用酒浸一伏時了便蒸從巳至亥出
焙令乾
用之

松脂凡用以胡葱同煮二十沸入
冷水揉扯數十次晒乾用

降眞香以番舶來者色較紅香氣甜而不
辣用之入藥殊勝色深紫者不良

茗苦茶入清頭目藥用苦茶
消食下氣用雀茗

南燭莖葉擣汁漬米炊飯
子入滋精補益藥用

乾漆 火煅黑烟起盡存性研如飛塵 半夏爲之使 畏雞子紫蘇杉木漆姑草蟹 忌油脂

五加皮 五葉者是剝皮去骨陰乾 遠志爲之使 畏玄參蛇皮

蔓荊實 凡使去蒂子下白膜一重用酒浸一伏時後蒸從巳至未出曬用一法炒搗碎用 惡烏頭石膏

辛夷 凡用去麄皮拭上白赤毛了去心即以芭蕉水浸一宿漉出用漿水煮過從巳至未出焙乾用若治眼目中患即一時去皮用向裏實者 芎藭爲之使 惡五石脂 畏菖蒲黃連蒲黃石膏黃環

桑上寄生 凡使在樹上自然生獨枝樹是也採得後用銅刀和根枝莖細剉陰乾了用 忌火

杜仲 極厚者良削去麄皮每一斤用酥一兩蜜三兩和塗火炙以盡爲度一法用酒炒斷絲以漸取屑方不焦 惡玄參蛇蛻皮

女貞實 按本草女貞實與冬青似是而非也女貞葉長四五寸子黑冬青葉圓子微紅俱霜後採
陰乾去粗皮內更有細皮實
白色酒拌黑豆同蒸九次

風香脂 凡用以虀水煮二十沸入冷
水中揉扯數十次晒乾用

蕤核 凡使湯浸去皮尖擘作兩片用芒硝木通草二味和蕤仁同水煮一伏時後漉出去諸般藥取蕤仁研成膏任加減入藥中使每修事四兩用芒硝一兩木通草七兩一法去衣綿紙包研去
油
用

丁香 凡使有雄雌雄顆小雌顆大似榱棗核方中多使雌力大膏煎中用雄若欲使雄須去丁盖乳子發人背癰也入煎藥爲末調入或將
好掇入一二沸卽傾 畏鬱金忌火

沉香 凡使須要不枯色黑潤者良如觜角硬重沉於水下爲上也半沉者次也入散中用須候衆藥
出卽入拌和用之入
煎磨汁 忌見火

乳香 圖小光明者良一方以燈心同研或以糯米數粒同研或以人指甲二三片同研或以乳鉢坐熱水中乳之云皆易細總不如研細和人乳署蒸再研勻晒乾研如飛塵爲妙藥將沉下一二沸即起勿多煮

沒藥 透明者良製同乳香法

金櫻子 熬膏服或和藥霜降後採金櫻子不拘多少以粗氣微搗去毛刺淨復搗破去子約有一斗用水二斗煮之一飯時漉起清汁又入白水煮之又漉起又入白水煮三次之後其渣淡而無味去之止將淨汁復以細密絹濾過淨鍋熬之如飴乃止收貯磁磚中坐涼水內一宿用服之大能固精良方二仙丹即此膏加入芡實粉

桑根白皮 自採入土東行者或竹刀或銅刀刮去黃粗皮手析成絲拌蜜尾上炙根浮土上者殺人 桂心續斷麻子爲之使忌鐵器

桑葉 煎湯研汁為末俱可 經霜者另取洗眼用

淡竹葉 蓳竹葉 別有用

竹瀝 用取新鮮金竹鋸尺許中留節兩頭去節劈兩開不拘多少用磚二塊架定竹兩頭出磚二寸許各以磁盤置於下候瀝滴其中用烈火薰逼則兩頭濈濈滴瀝於盤中竹將自燃瀝便盡矣就將滴過瀝竹為薪又架新竹於磚上如前燒逼任取多少淡竹蓳竹苦竹慈竹惟四種各有瀝堪用之使 薑汁為之使

竹皮茹 取楹鮮竹刮皮磋去外硬青勿用止取淡竹蓳竹苦竹堪用餘不入藥

吳茱萸 凡使先去葉核并雜物了用大盆一口使鹽水洗一百轉自然無涎日乾任入丸散中用修事十兩用鹽二兩研作末投東流水四斗中分作一百度洗別有大效若用醋煮即先沸醋三十餘沸後入茱萸待醋盡曬乾每用十兩使醋一鎰為度 蓼實為之使 惡丹參消石白

垩畏紫石英

檳榔

凡使取外存坐穩心文如流水碎破內文如錦紋者妙半白半黑并心虛者不入藥用凡使須別檳與榔頭圓身形矮毗者是榔身形尖紫文麄者是檳檳力小榔力大欲使先以刀刮去底細切勿經火恐無力効若熟使不如不用

梔子

凡使勿用顆大者號曰伏尸梔子無力須要如雀腦并鬚長有九路赤色者上凡使先去皮鬚了取九稜者仁以甘草水浸一宿漉出焙乾搗篩如赤金末用大率治上焦中焦連殼用下焦去殼洗去黃漿炒用治血病炒黑用

騏驎竭

凡使勿用海母血真似騏驎竭只是味鹽并腥氣騏驎竭味微鹽甘似梔子氣是也欲使先研作粉重篩過丸散膏中任使用勿與衆藥同搗化作飛塵也得蜜陀僧良

龍腦香

即氷片也形似白松脂作杉木氣明淨者善久經風日或如雀屎者不佳今人多以樟腦

身打亂之不可不辨也云合糯一作粳米炭相思子貯之則不耗膏主耳聾炒去殼氣臭

蕪荑 如信者眞

枳殼 凡使勿使枳實緣性効不同若使枳殼取辛苦腥并有隙油能消一切瘴要陳久年深者爲上用時先去瓤以麩炒過待麩黑焦遂出用布拭上焦黑然後單擣如粉用產江右者良色黑陳久者良

枳實 去穰麩炒黃色

厚朴 凡使要用紫色有油質厚者良去麄皮用酥炙過每修一斤用酥四兩炙了細剉用若湯飲下使用自然薑汁八兩炙一升爲度 乾薑爲之使 惡澤瀉消石寒水石 忌豆

山茱萸 凡使勿用雀兒酥眞似山茱萸只是核八稜不入藥用圓而紅潤肉厚者佳酒拌砂鍋上蒸去核了一斤取肉皮用只秤成四兩已來凡蒸藥用柳木甑去水八九寸水不泛上餘悉准此 蓼實爲之使 惡桔梗防風防已

胡桐淚 形似黃礬而堅實有夾爛木者木淚乃樹脂流出者其狀如膏油石淚乃脂入土石間者其狀成塊以其得鹵斥之氣故入藥爲勝 伏砒石

猪苓 用銅刀削去麄皮一重薄切下東流水浸一夜至明漉出細切蒸一日出曬乾用一云猪苓取其行濕生用更佳

烏藥 連珠者良洗淨切

龍眼 生者沸湯瀹過食不動脾

安息香 或燒薰或末服

仙人杖 此是笋欲成時立死者色黑如漆五六月收之

海桐皮 酒浸服亦可入煎

五倍子 或生或炒俱爲末入藥

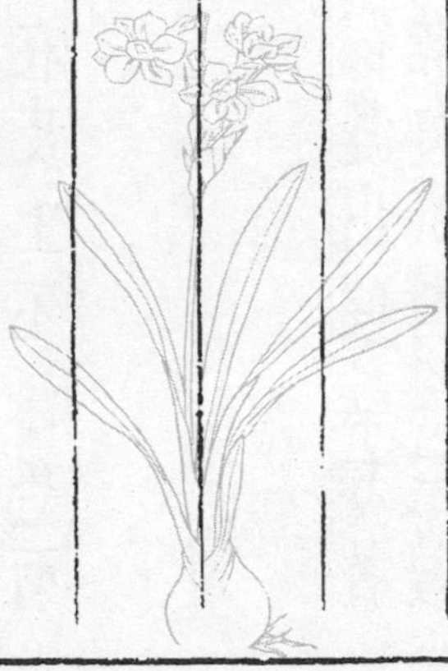

大腹 擘去垢黑用温水洗淨再用黑豆汁洗方可用日乾此樹鴆鳥多棲之遺屎在皮上不淨恐有毒令人用之

不製大誤

天竺黃 輕者真

伏粉霜

蜜蒙花 凡使先揀令淨用酒浸一宿漉出候乾却拌蜜令潤蒸從卯至酉出日乾如此拌蒸三度又却日乾用每修事一兩用酒八兩浸待色變用蜜半兩蒸爲度此元名水錦花

巴豆 凡使巴之與豆及剛子須在仔細認勿誤用殺人巴顆小緊實色黃豆顆有三稜黑色剛子顆小似棗核兩頭尖巴與豆即用剛子勿使凡修事巴豆敲碎去油淨用白絹袋包甘草水煮焙乾或研膏用每脩事一兩以酒麻油各七合盡爲度爲瘡瘍傳藥須炒黑存性能去瘀肉生新肉 有神 芫花爲之使 得火良 惡蘘草牽牛 畏大黃藜蘆黃連蘆笋醬豉豆汁冷水

蜀椒 一名南椒凡使須去目及閉口者不用其椒子先須酒拌令濕蒸從巳至午放令密蓋除下火

四畔無氣後取出便入甆器中盛勿令傷風用也杏仁爲之使 得鹽良 畏款冬花防風附子雄黃藁吾冷水麻仁漿

皂莢

凡使須要赤膩肥并不蛀者用新汲水浸一宿用銅刀削上麄皮用酥反覆炙酥盡爲度取出搥之去子擣篩皂莢一兩酥二分子收得揀取圓滿堅硬不蛀者用瓶盛下水於火畔煮待炮熟剥去硬皮一重了取向裏白嫩肉兩片去黃其黃消人腎氣將白兩片用銅刀細切於日中乾用 一法蘡薁煨去核 栢實爲之使 惡麥門冬 畏空青人參苦參 伏丹砂粉霜硫黃硇砂

訶子

本名訶梨勒凡使勿用毗梨勒罨梨勒榔精勒雜路勒若訶梨勒文只有六路或多或少並是雜路勒毗路勒個個毗雜路勒皆圓露文或八路至十三路號日榔精勒多澁不入用凡脩事先於酒內浸然後蒸一伏時其訶梨勒以刀削路細剉焙乾用之

赤檉柳 治痧瘄聖藥也得之毒自出可不死

楝實 凡採得後熬乾酒拌浸令濕蒸待上皮軟剥去皮取肉去核勿單用其核槌碎用漿水煮一伏時了用如使肉即不使核使核即不使肉 茴香爲之使

椿木 椿木根凡使不近西頭者上及不用其葉只用根採出拌生葱蒸半日出生葱細剉用袋盛掛屋南畔陰乾用偏利溺澁也

一法用根皮漂淨酒拌炒

無食子 凡使勿令犯銅鐵并被火驚者顆小文細上無枕米者炒用漿水於砂盆中或硬石上研令盡却焙乾研了用勿擣能爲黑犀色

雷丸 赤色者殺人取肉白者用甘草水浸一宿銅刀刮上黑皮破作四五片又用甘草湯浸一宿後蒸從巳至未出日乾却以酒拌如前從巳至未蒸日乾用 一法用蒼朮湯泡去皮切 厚朴芫花蓄根荔實爲之使 惡葛根

蘇方木 紅潤者良凡使去麄皮并節了若有中心文横如紫角者號曰木中尊色甚緻倍常百等須細剉了重搗拌細條梅枝蒸從巳至申出陰乾用

胡椒 凡使只用內無皺殼者用方大漢椒使殼胡椒使子每修煉了於石槽中碾碎成粉用

益智子 去殼炒臨用研

樺木皮 主諸黃疸濃煑汁飲之良

榧實 同鵞肉食生斷節風又上壅人皮反綠豆能殺人 忌火氣

木鼈子 入藥去油者

柞木子 能開交骨所以催生有神

椶櫚子 入藥燒灰用不可絕過即是煆存性研如飛塵散瘀止血之神藥也

木槿 入藥炒用取汁度絲使得易落

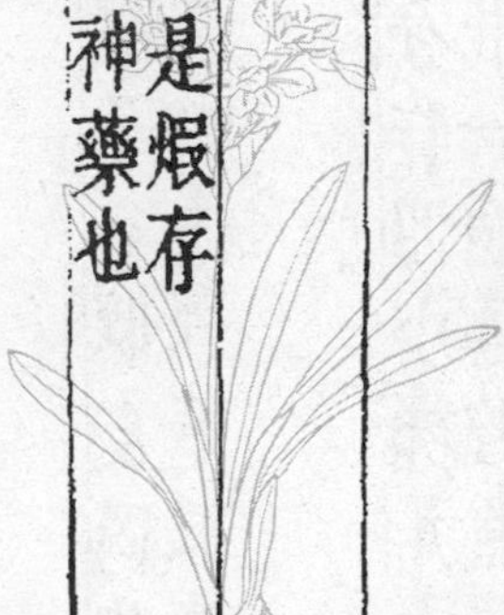

果部

豆蔻 俗名草菓者是也去蒂并内裹子後取皮同茱萸於鍋中緩炒待茱萸微黄黑即去茱萸取草豆蔻皮及子杵用之

蓮肉 去心勿去皮分作兩片每片分作四小塊瓦上焙焦色一法每一斤用豶豬肚一個盛貯煮熟搗焙用之得茯苓山藥白术枸杞子良

荷鼻 挼荷葉近蒂者是畏桐油伏白銀硫黄

橘皮 真廣陳皮豬騌紋香氣異常去白時不可浸於水中止以滚湯手蘸三次輕輕刮去白要極淨

橘核 以新瓦焙香去殼取仁研碎入藥

青皮 以湯浸去瓤切片醋拌瓦炒過用

大棗 去核有齒病疳病蟲䘌人及小兒不宜食忌與葱同食令人五藏不和與魚同食令人腰腹

痛

栗

日中曝乾食下氣補益火煨去汗亦佳生食有木氣不補益人蒸炒熟食壅氣凡患風人及小兒不可食
解羊肉羶

覆盆子

凡使用東流水淘去黃葉并皮蒂盡子用酒拌蒸一宿以東流水淘兩遍晒乾方用爲妙也

雞頭實

凡用蒸熟烈日晒裂取仁亦可舂取粉用入澀精藥有連殼用者一云芡實一斗以防風四兩煎湯浸過用且經久不壞

烏梅

去核微炒用造法取青梅籃盛於突上熏黑若以稻灰淋汁潤濕蒸過則肥澤不蠹　忌豬肉

木瓜

產宣州者真郎彼處多以小梨充之勿令犯鐵用銅刀削去硬皮并子薄切於日中晒却用黃牛乳汁拌蒸從巳至未其木瓜如膏煎却於日中攤晒乾用也今止去穰槌碎用

柿

不用火烘日晒採青者收置器中自然紅熟澁味盡去而甘不可與蟹同食作瀉惟木香磨汁飲可解

柿霜

用大柿去皮捻遍日晒夜露至乾内甕中待生白霜乃取出市者多僞不入藥

烏芋

即荸薺也能消瘴氣

枇杷葉

凡使採得後秤濕者一葉重一兩乾者三葉重一兩是氣足堪用以麁布拭上毛令盡用甘草湯洗一遍却用綿再拭極淨每一兩以酥一分炙之酥盡爲度如治肺病以蜜水塗炙治胃病以薑汁塗炙此物治咳嗽如去毛不盡反令人嗽也

甘蔗

榨漿飲消渴解酒痧瘮最宜

桃仁

七月采之去皮尖及雙仁者麩炒研如泥或燒存性用此破血行瘀血之要藥也雷公法用白术烏豆二味和桃仁同於埚堝子中煮一伏時後漉出用手擘作兩片其心黃如金色任用之

行血宜連皮尖生用　香附爲之使

桃花　三月三日采陰乾之勿使千葉者能使人鼻衄不止目黄凡用揀令淨以絹袋盛於簷下懸令乾去塵用

桃梟　是千葉桃花結子在樹上不落者於十一月內採得一云正月采之中實者良凡修事以酒拌蒸從巳至未焙乾以銅刀切焙取肉用一法搗碎炒若止血炒黑存性

杏仁　五月采之以湯浸去皮尖及雙仁者麩炒研用治風寒肺病藥中亦有連皮尖用者取其發散也

梨子　消熱痰加牛黄末療小兒風疾痰湧有神解熱毒久服不患癰疽

橄欖　中河豚毒煮汁服或生嚼

山查　水潤蒸去核淨肉用

米穀部

胡麻 凡修事以水淘浮者去之沉者漉出令乾以酒拌蒸從巳至亥出攤晒乾於臼中舂令麄皮一重盡拌小豆相對同炒小豆熟即出去小豆用之蒸不熟令人髮落　與茯苓相宜

麻子 極難去殼取帛包置沸湯中浸至冷出之垂井中一夜勿令着水次日日中曝乾就新瓦上挼去殼簸揚取仁粒粒皆完

畏牡蠣白茯苓白微

飴糖 糯米作者入藥粟米者次之餘但可食耳

生大豆 或搗或煮汁或炒屑各有用　得前胡烏喙杏仁牡蠣諸膽汁良　惡五參龍膽　豆黃屑忌豬肉小兒以炒豆豬肉同食必壅氣致死十有八九十歲以上不畏也

赤小豆 法同大豆合魚酢食成消渴

大豆黃卷 或胡爛絞汁或炒爲末用黑大豆爲蘗牙生五寸長便乾之名爲黃卷一法壬癸日

以井華水浸大豆候生芽取皮陰乾用得前胡杏子牡蠣烏豕天雄鼠屎共蜜和良惡海藻龍膽

酒　人爲火燎以陳酒浸之止痛拔出火毒令人不死

粟米　即小米陳者良與杏仁同食令人吐瀉

秫米　小兒病人不宜多食

粳米　陳者下氣病人宜之

蘖米　凡穀皆可生蘖有粟黍穀麥豆諸蘖皆水浸脹候生芽曝乾去鬚取其中米炒研麪用其功皆主消導　粟蘖　稻蘖　穬麥蘖各有用

舂杵頭細糠　凡穀皆有糠粳稻粟秫者勝北方多用杵南方多用碓入藥並用丹家云糠火煉物力倍於常

小麥 淨者止汗須揀淨焙用

麥麩 性凉用炒諸藥

蕎麥 壓丹石毒作麪和豬羊肉熱食不過八九頓即患熱風鬚眉脫落還生亦希涇汾以北多此疾又不可合黃魚食家常多犯故特拈著

麯 凡使須陳久者擣作末後掘地坑深二尺用物裹內坑中至一宿明出焙乾用

神麯 五月五日六月六日或三伏日為諸神集會之辰故名神麯如過此日造者非也法用白虎白麪一百觔勾陳蒼耳自然汁三升騰蛇青蓼自然汁四升青龍青蒿自然汁三升玄武杏仁四升泡去皮尖擣爛入麪朱雀赤小豆三升煮熟去皮 擣爛和麪一處勻一如造酒麪法以麻葉或楮葉包罯如造醬黃法待生黃衣晒收之凡用須火炒黃以助土氣陳久者良

穞豆 紫花者良炒去殼打碎 解酒河豚魚一切草木毒生嚼及煮汁飲

淡豆豉 出江西者良黑豆性平作豉則溫既經蒸罯故能升能散得葱則發汗得鹽則能吐得酒則治風得薤則治痢得蒜則止血炒熟則又能止汗

紅麴 亦出江西陳久者良吹淨炒研用

綠豆 生研絞汁或煮食用之宜連皮去皮則令人少壅氣當是皮寒肉平故也圓小綠者佳反榧子殼忌鯉魚酢解金石砒霜一切草木諸毒連皮生研水服

醋 米造陳者良醋酒爲用無所不入故製藥多用之服茯苓丹參不可食醋

醬 豆作者良麥作者不用以久久爲佳又有肉醬魚醬皆呼爲醢不入藥用

罌子粟 用熱水泡軟擘去筋膜切成絲用蜜水或米醋拌微炒晒乾用忌蒜醋胡椒

菜部

瓜蔕 凡使勿用白瓜蔕要採取青綠色瓜待瓜氣足其瓜蔕自然落在蔓莖上採得未用時使櫛櫛

葉裹於東墻有風
處挂令吹乾用

白冬瓜 此物經霜後皮上白如粉塗故云白冬瓜也
被霜後取置經年破取核水洗燥去殼擣仁
用 一用皮肉
擣絞汁服

白芥子 研用

萊菔 生食熟食俱可治久脾泄百藥不効煮食經年
無不効者但不可與地黄同食多食動氣惟生
薑能制其毒
伏硇砂

萊菔子 炒研能消食性峻利
傷人真氣勿久服

黄蜀葵花 瘡家要藥作末
及浸油俱可

葱頭 取根白一二寸連鬚用
洗淨 忌蜜及常山

韭 絞生汁飲其子入藥揀淨蒸熟暴乾簸去黑皮
炒黄研用 忌蜜及牛肉 伏石鍾乳乳香

荆芥陳者良去梗取穗若用止血須炒黑

蘇子自收方真市者俱偽略炒研極細煎成藥投入二三沸即傾

紫蘇兩面俱紫自種者真

薄荷產蘇州龍腦者良

苦匏即苦壺盧也凡用須細理瑩淨無黶翳者乃佳不爾有毒

馬齒莧凡使勿用葉大者不是馬齒莧亦無水銀忌與鼈同食食之俱變成鼈齕人腹至不可治

蕺菜治肺癰俗名魚腥草生陰處

木耳桑槐樹上生者良煮羹食有用罐盛大火內煅去烟存性為末入藥

人部

髮髲凡使是男子年可二十已來無疾患顏貌紅白於頂心剪下者髮是凡於丸散膏中先用苦參

水浸一宿漉出入瓶子以火煆之令通赤放冷研用

人乳汁 白而不腥者良

人牙齒 入藥燒用

人糞 宜用絕乾者擣末沸湯沃服之一名金汁埋地中年久者良

人溺 肥白無病童子味不醎雪白者良

人中白 溺器中者良火煆研

褌襠 取中襯近隱處男用女女用男或取汁或燒灰服

天靈蓋 凡用彌腐爛者佳有一片如三指濶者取得用煻灰火罨一夜待腥穢氣盡却用童便於甆鍋中煮一伏時漉出於屋下掘得一坑深一尺置骨於中一伏時其藥魂歸神妙陽人使一陰陰人使陽男骨色不赤女骨色赤以此別之一法同檀香湯洗過酥灸用或燒存性用

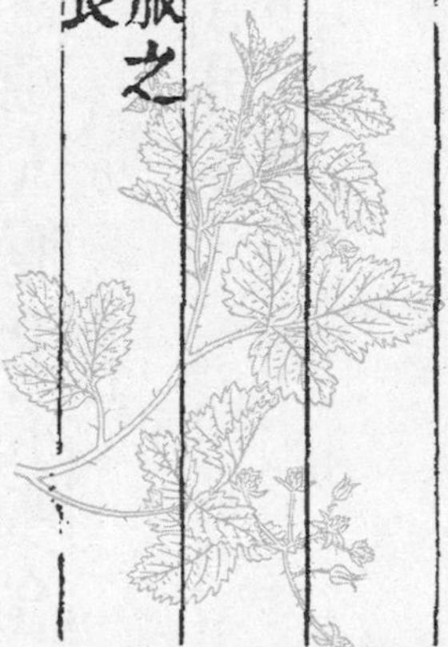

紫河車 置酒內覆者男胎也首胎重十五兩以上先將酒洗數次血水方盡用銀簪脚剔去筋膜封固銀鍋內加酒重湯煮一晝夜或文武火焙乾一法米泔浸淨入豬肚中蒸爛搗膏入藥 忌犯鐵

獸部

龍骨 骨細文廣者是雌骨麄文狹者是雄骨五色者上白色者中黑色者次黃色者稍得經落不淨之處并婦人採得者不用洗淨擣研如粉極細方入藥其効始神但是丈夫服空心益腎藥中安一置圖龍骨氣入腎臟中也雷公所云生用法也一法用酒浸一宿焙乾研粉水飛三度用如急用以酒煮焙乾或云凡入藥須水飛晒乾每斤用黑豆一斗蒸一伏時晒乾用否則着人腸胃晚年作熱也 得人參牛黃黑豆良 畏石膏鐵 忌魚

龍齒 擣碎入丸煅研得畏忌同龍骨

麝香

其香有三等一者名遺香是麝子臍閉滿其麝自於石上用蹄尖彈臍落處一里草木不生並焦黃人若收得此香價與明珠同也二名臍香採得甚堪用三名心結香被犬獸驚心破了因茲狂走䟃諸羣中遂亂投水被人收得擘破見心流在脾結作一箇乾血塊可隔山澗早聞之香是香中之次也凡使麝香並用子日開之方用細研篩用之也當門子良凡用另研忌大蒜

牛黃

凡使有四件第一件是生神黃賺得者次有角黃是取之者又有心黃是病死後識者剝之劈破取心其黃在心中如濃黃醬汁採得便投於水中黃霑水復便如碎蒺蔾子許如豆者硬如帝珠子次有肝黃其牛身上光眼如血色多玩弄好照水自有夜光恐懼人或有人別採之凡用須先單擣細研如塵却絹裹又用黃嫩牛皮裹安於井面上去水三四尺已來一宿至明方取用之 人參為之使 得牡丹菖蒲利耳目惡龍骨龍膽地黃常山蜚蠊 畏牛膝乾漆

象牙　刮取屑細研用

鹿角膠　自煎者炅酒化服爲上或用麥門冬橘紅砂仁煎湯化服　入丸用酒或水頓化和蜜或炒成珠　亦得　得火炅畏大黃

阿膠　油綠色光明可鑑者眞凡使先於豬脂內浸一宿至明出於柳木火上炙待炮了可研用只以蛤粉炒成珠用爲便　薯蕷爲之使　得火炅　畏大黃

白馬莖　凡收當取銀色無病白馬春月遊牝時力勢正強者生取陰乾百日用一法以銅刀破作七片將生羊血拌蒸半日晒乾以粗布去毛及乾血挫碎用

鹿茸　須茄茸如琥珀紅潤者炅凡使先以天靈蓋作末然後鋸解鹿茸作片子以好羊脂拌天靈蓋末塗之於鹿茸上慢火炙之令內外黃脆了如褐色用鹿皮一片褁之安室上一宿其藥魂歸也至明則以慢火焙之令脆方搗作末用之每五兩鹿茸用羊脂三兩炙盡爲度茸中有小白

蟲覷之不見入人鼻必爲顙蟲藥不及也切不可以鼻嗅　麻勃爲之使

牛膽　臘月黃牛青牛者良

牡狗陰莖　六月上伏日取陰乾百日切片酥拌炒

羚羊角　帶黃色者角彎中深銳緊小有掛痕者眞耳邊聽之集集鳴者良凡修事勿令單用不復有驗須要不折原對以繩縛之將鐵錯子錯之旋旋取用勿令犯風錯末盡處須二重紙裹恐力散也錯得了卽單搗搗盡背風頭重篩過然後入藥中用免刮人腸也一說密裹藏懷中取出搗易碎

犀角　凡使以黑如漆黃如粟上下相透雲頭雨脚分明者爲上次用烏黑肌麄皺折裂光潤者良近人多巧僞藥染湯煮無所不至須辨之凡修治錯其屑入臼中搗令細再入鉢中研萬匝方入藥中用之一說入人懷內一宿易碎或磨汁入藥用　松脂升麻爲之使　惡雷丸雚菌烏頭

烏喙忌鹽姙婦
勿服能消胎氣

虎骨　脛骨良頭頸骨俱可用色黃者佳雄虎者勝藥
箭射殺者不可入藥其毒浸漬骨血間能傷人
也製法並搥碎去髓塗酥或酒
或醋各隨方法炭火炙黃入藥

豬懸蹄　古方有用左蹄甲者有後
蹄甲者酒浸半日炙焦用

豬四足　母豬者良

豬膽　陰乾汁亦
可和藥

豬肚　豬水畜而胃屬土故方藥
用之補虛以胃治胃也

麋角　煎膠與鹿角膠同法取霜用角水浸七日刮去
皮錯屑以銀瓶盛牛乳浸一日乳耗再加至不
耗乃止用油紙密封瓶口別用大麥鋪鍋中三
寸上安置再以麥四周塡滿入水浸一伏時水
耗旋加待屑軟如麪
取出焙研成霜用

狐陰莖 炙為末酒服

獺肝 炙脆研　諸畜肝葉皆有定數惟獺肝一月一葉十二月十二葉其間又有退葉用之須見形乃可驗不爾多偽也

猯肉 膏油入膏藥中拔濕如神趙府膏藥中用之

膃肭臍 此物多偽海中有獸號曰水烏龍海人採得殺之取腎藥中修合恐有誤其物自殊有一對其有兩重薄皮裹丸氣肉核皮上自有肉黃毛三莖其一穴年年陰濕常如新兼將於睡着犬躡足置於犬頭其犬驚如狂即是真也用酒浸一宿後以布裹微微火上炙令青細剉單擣用也以漢椒樟腦同收則不壞

禽部

雄雀屎 凡使勿用雀兒糞其雀兒口黃未經淫者糞名雀蘇不入　藥雄屎兩頭尖圓者是凡採得

先去雨畔有附子生者勿用鉢中研如粉煎甘草湯浸一宿傾上清甘草水盡焙乾任用日華子云凡鳥左翼掩右者是雄其屎頭尖挺直

伏翼 凡使要重一斤者先拭去肉上毛及去爪腸留肉翅并嘴脚以好酒浸一宿取出以黄精自然汁五兩塗炙至盡炙乾用一法止煆存性近世用者多煆存性耳　蒐雲實爲之使

天鼠屎 即伏翼糞方言名天鼠爾一名夜明砂凡采得以水淘去灰土惡氣取細砂晒乾焙用其砂乃蚊蚋眼也

惡白斂白微

蟲魚部

石蜜 凡煉蜜只得十二兩半是數若火少火過並用不得凡煉蜜每斤入水四兩銀石器內以桑柴火慢煉掠去浮沫至滴水成珠不散乃用謂之水火煉法又法以器盛置重湯中煮一日候滴水不散取用更不傷火

蜜蠟 蠟乃蜜脾底也取蜜後煉過濾入水中候凝取之色黃者名黃蠟煎煉極淨色白者名白蠟一說新則白久則黃非也與今時所用蟲造白蠟不同　惡芫花齊蛤

牡蠣 左顧者良東流水入鹽一兩煮一伏時後入火中燒令通赤然後入鉢中研如粉用也一法火煅醋淬七次研極細如飛麪　貝母爲之使得甘草牛膝遠志蛇床子良　惡麻黃辛夷吳茱萸伏硇砂

眞珠 於臼中搗令細以絹羅重重篩過却便研二萬下了用不細則傷人臟腑凡使要不傷破及鑽透者可用生用也一法入豆腐內蒸易碎入目生用不用蒸依上法爲是

瑇瑁 入藥生用以其性味全也既經陽火即不堪用與生熟犀角義同

桑螵蛸 凡使勿用諸雜樹上生者不入藥中用須桑樹畔枝上者採得去核子用沸漿水浸淘七遍令水遍遍沸於甆鍋中熬令乾用勿亂別修事却無効也　得龍骨止精　畏旋復花戴椹

石決明 即眞珠母也七九孔者良先去上麄皮用鹽并東流水於大麄器中煮一伏時了漉出拭乾搗爲末研如粉更用東流水於麄器中如此淘之三度待乾再研一萬匝方入藥中用凡修事五兩以鹽半分則取服之十兩永不得食山桃令人喪日也

海蛤 此即鮮蛤子鴈食後糞中出有文彩者爲文蛤無文彩者爲海蛤鄉人多將海岸邊爛蛤殼被風濤打磨瑩滑者僞作之凡修事一兩於漿水中煮一伏時後却以地骨皮栢葉各二兩又煮一伏時後於東流水中淘三遍拭乾細搗研如粉用 蜀漆爲之使 畏狗膽甘遂芫花

文蛤 脩事法同海蛤

鱧魚 俗名烏魚亦名黑魚諸魚中惟此膽甘可食

鯽魚 子不宜與猪肉同食同沙糖食生疳蟲同芥菜食成腫疾同猪肝鷄肉雉肉鹿肉猴肉食生癰疽同麥門冬食害人

蝟皮 作猪蹄者妙鼠脚者次炙脆研用

露蜂房 治癰腫醋水調塗治瘡煎洗入藥炙用惡乾薑丹參黃芩芍藥牡蠣

蟬蛻 用沸湯洗淨泥土去頭足翅用攻毒全用

烏賊魚骨 凡使要上文順渾用血鹵作水浸并煮一伏時了漉出於屋下掘一地坑可盛得前件烏賊魚骨多少先燒坑子去炭灰了盛藥一宿至明取出用之其効倍多 惡白及白歛附子

原蠶蛾 炒去翅足用

蠶退 近世醫家多用蠶退紙而東方諸醫用蠶欲老眠起所蛻皮雖二者之用各殊然東人所用者為正用之當微炒

白殭蠶 凡使除絲綿并子盡以糯米泔浸一宿待蠶桑涎出如蝸牛涎浮於水面上然後漉出微

火焙乾以布淨拭蠶上黃肉毛并黑口甲了單
搗篩如粉用也白而直折開如瀝青色者佳
惡桔梗茯苓茯
神萆薢桑螵蛸

蛞蝓 即蜒蚰也
畏鹽

蝸牛 此即負殼蜒蚰也生研
服入藥炒用 鹽

䗪蟲 即俗名地鱉也生人家墻壁下土中濕處治傷
寒損續絕及消瘧母爲必須之藥也能行瘀血
畏皂莢
菖蒲屋遊

青魚膽 鮮者可煮服乾者
用醋及水磨用

鼈甲 七九肋者良醋炙透焦研細再拌醋炁
上焙乾再研如飛麪 惡礬石理石

蝦 形緊小者良酒
洗淨炙乾研

蟾酥 端午日取蝦蟇眉脂其法取大蝦蟇用蛤蜊殼
未離帶者合蝦蟇眉上用力一捻則酥出於殼

内收在油明紙上乾收貯用蝦蟇放去而酥復生仍活

鼠糞 牡鼠者良其糞兩頭尖

蚺蛇膽 人多以猪膽虎膽僞爲之試法剔取粟許着淨水中浮游水上回旋行走者爲真僞者亦走但遲耳其徑沉者諸膽血也勿多着亦沉散也

蛇蜕 凡使勿用青黃蒼色者要用白如銀色者凡欲使先於屋下以地掘一坑可深一尺二寸安蛇皮於中一宿至卯時出用醋浸一時於火上炙乾用之　得火良　畏慈石及酒

白頸蚯蚓 凡使收得後用糯米水浸一宿至明濾出以無灰酒浸一日至夜濾出晒令乾後細切取蜀椒并糯米及切了蚯蚓三件同熬之待糯米熟去米椒了揀淨用之凡修事二兩糯米一分椒一分爲準　畏葱鹽

蜈蚣 凡使勿用千足蟲真似只是頭上有白肉而并觜尖若誤用并聞着腥臭氣入頂致死凡治蜈

蚣先以蜈蚣木末不然用柳蚌末於土器中炒令木末焦黑後去木末了用竹刀刮去足甲了用蜈蚣木不知是何木也今人惟以火炙去頭足用或去尾足以薄荷葉火煨用之　畏蛞蝓蜘蛛白鹽雞屎桑白皮

蛤蚧

凡使須認雄雌若雄爲蛤皮麤口大身小尾粗雌爲蚧口尖身大尾粗男服雌女服雄凡修事服之其毒在眼須去眼及去甲上尾上腹上肉毛以酒浸方乾用紙兩重於火上緩隔紙焙炙待兩重紙乾焦透後去紙取蛤蚧於甆器中盛於東舍角畔懸一宿取用力可十倍勿傷尾效在尾也一云只含少許急奔百步不喘者眞

水蛭

極難修制須細剉後用微火炒令色黃乃熟不爾入腹生子爲害一法采得以堇竹筒盛待乾用米泔浸一夜曝乾展其身看腹中有子皆去之以冬豬脂煎令焦黃然後用　畏石灰食鹽

斑猫

入藥除翼足以糯米拌炒米黃黑色去米取用生用吐瀉人一法用麩炒過醋煮用　馬刀爲

之使　畏巴豆丹參空青　惡膚青甘草豆花斑猫芫青亭長地膽之毒靛汁黃連黑豆葱茶皆能解之

白花蛇　一云去頭尾各一尺有大毒不可用只用中段一云黔蛇長大故頭尾可去一尺蘄蛇止可頭尾各去三寸亦有單用頭尾者大蛇一條只得淨肉四兩而已久留易蛀惟以湯浸去皮骨取肉炙過蜜封藏之十年亦不壞也其骨刺須遠棄之傷人毒與生者同也凡酒浸春秋三宿夏一宿冬五宿取出炭火焙乾如此三次以砂瓶盛埋地中一宿出得酒良

烏蛇　製同上法

蜣螂　五月五日取蒸藏之臨用當炙勿置水中令人吐

五靈脂　此是寒號蟲糞也此物多夾砂石絕難修治凡用研爲細末以酒淘飛澄去砂脚日乾醋拌炒　惡人參

穿山甲 正名鯪鯉或炮或燒或酥炙醋炙童便炙或油煎土炒蛤粉炒當各隨本方未有生用者仍以尾甲乃力勝

予見今之時師童而習之俱藥性纂括騈語守爲家珍而於神農本草及先賢炮炙法一切高文大牘竟未嘗夢見臨證用藥方産之眞贋莫別修事之執則全乖欲以攻病譬如克敵致勝責效於不練之卒至病者甘以七尺之軀往往聽其嘗試良可憫也先生曰予言誠然因檢目前嘗用諸藥品悉按雷公炮炙去其迂濶難遵者而裁以巳法其無雷公者則自爲闡發以益

前人所未逮凡諸使制解伏并反忌惡畏等附
系其下庶病家孜用一覽瞭然兼可質醫師之
誤其所稗益功豈尠哉舊筆記所刻止九十餘
種今廣至四百三十九種一一皆先生口授而
予手録之其間刪繁舉要補闕拾遺句字之出
入必嚴點畫之幾微必審稿凡四易始付殺青
予竊有微勞焉

延陵莊繼光謹識

用藥凡例

藥劑丸散湯膏各有所宜不得違製

藥有宜丸宜散者宜水煎者宜酒漬者宜煎膏者亦有一物兼宜者亦有不可入湯酒者並隨藥性不可過越湯者盪也煎成清汁是也去大病用之散者散也研成細末是也去急病用之膏者熬成稠膏也液者擣鮮藥而絞自然真汁是也丸者緩也作成圓粒也不能速去病舒緩而治之也漬酒者以酒浸藥也有宜酒浸以助其力如當歸地黃黃栢知母陰寒之氣味假酒力而行氣血也有用藥細剉如法煮酒密

封早晚頻飲以行經絡或補或攻漸以取効是也

凡諸湯用酒臨熟加之

細末者不循經絡止去胃中及臟腑之積及治肺疾咳嗽爲宜氣味厚者白湯調氣味薄者煎之和查服

丸藥去下部之病者極大而光且圓治中焦者次之治上焦者極小麵糊丸取其遲化直至下焦或酒或醋取其收斂如半夏南星欲去濕者以生薑汁稀糊丸取其易化也湯泡蒸餅又易化滴水尤易化煉蜜丸者取其遲化而氣循經絡也蠟丸者取其難化而遲取効也

凡修丸藥用蜜秪用蜜用餳秪用餳勿交雜用且如丸藥用蠟取其能固護藥之氣味勢力全備以過關膈而作效也今若投蜜相和雖易爲丸然下咽亦易散化如何得到臟中若其更有毒藥則便與人作病豈徒無益而又害之全非用蠟之本意

凡煉蜜皆先掠去末令熬色微黃試水不散再熬二三沸每用蜜一斤加清水一酒杯又熬一二沸作丸則收潮氣而不粘成塊也

冬月煉蜜成時要加二杯水爲妙衍義云每蜜一斤秪煉得十二兩是其度數也和藥末要乘極滚蜜和

之臼内用搗千百杵自然軟熟容易作條好丸也

凡丸散藥亦先細切暴燥乃搗之有各搗者有合搗者其潤濕之藥如天門冬地黃輩皆先切曝之獨搗或以新瓦慢火炕燥退冷搗之則爲細末若入衆藥隨以和之少停回潤則和之不均也又濕藥燥皆大餓耗當先增分兩待燥稱之乃准其湯酒中不須如此

凡合丸藥用密絹令細若篩散藥尤宜精細若搗丸必于臼中搗數百過色理和同爲佳

凡藥浸酒皆須切細生絹袋盛乃入酒密封隨寒暑

目數視其濃烈便可漉出不須待酒盡也查則暴燥微搗更漬飲之亦可散服之

凡合膏或以醋或酒或水或油須令淹浸密覆至煑膏時當三上三下以洩其熱勢令藥味得出上之使匝匝沸下之要沸靜良久乃上之如有韭白在中者以兩段漸焦黄爲度如有白芷附子者亦令小黄爲度絞膏要以新布若是可服之膏滓亦可以酒煑飲之可磨之膏查亦宜以傅患處此蓋欲兼盡其藥力也

凡湯酒膏中用諸石藥皆細搗之以新絹裹之内中

衍義云石藥入散如鍾乳粉之屬用水研乳極細必要二三日乃已以水漂澄極細方可服耳豈但擣細以絹裹之爲例耶

凡煎膏中有脂先須揭去革膜子方可用之如豬脂勿令經水臘月者尤佳

凡膏中有雄黃硃砂輩皆當令研如麪俟膏畢乃投入以物杖攪之不爾沉聚在下不勻也

凡草藥燒灰爲末如荷葉栢茅根薊根十灰散之類必燒焦枯用器蓋覆以存性若如燒燃柴薪煅成死灰性亦不存而罔効矣

凡諸膏膩藥如桃仁麻仁輩皆另搗如膏乃以内成散中旋次下臼合研令消散

煎藥則例

凡煎湯劑必先以主治之爲君藥先煮數沸然後下餘藥文火緩緩熬之得所勿揭蓋連罐取起坐凉水中候温熱服之庶氣味不泄若據乘熱揭封傾出則氣泄而性不全矣煎時不宜烈火其湯濤沸耗蝕而速涸藥性未盡出而氣味不純人家多有此病而反責藥不効咎將誰歸

發汗藥先煎麻黄二三沸後入餘藥同煎

止汗藥先煎桂枝二三沸後下衆藥同煎
和解藥先煎柴胡後下衆藥至于温藥先煎乾姜行
血藥先煎桃仁利水藥先煎猪苓止瀉藥先煎白术
茯苓止渴藥先煎天花粉乾葛去濕藥先煎蒼术防
已去黄藥先煎茵陳嘔吐藥先煎半夏生姜風藥先
煎防風羌活暑藥先煎香薷熱藥先煎黄連凡諸治
劑必有主治爲君之藥俱宜先煎則効自奏也

凡湯中用麻黄先另煮二三沸掠去上沫更益水如
本數乃内餘劑不爾令人煩

凡用大黄不須細剉先以酒浸令淹浹密覆一宿明

且煮湯臨熟乃內湯中煮二三沸便起則勢力猛易得快利丸藥中微蒸之恐寒傷胃也

凡湯中用阿膠飴糖芒硝皆須待湯熟起去查只內淨汁中煮二三沸鎔化盡仍傾盞內服

凡湯中用完物如乾棗蓮子烏梅仁決明子青箱蔓荊蘿蔔芥蘇韭等子皆劈破研碎入煎方得味出若不碎如米之在穀雖煮之終日米豈能出哉至若桃杏等仁皆用湯泡去皮尖及雙仁者或搗如泥或炒黃色用或生用俱可

凡用砂仁豆蔻丁香之類皆須打碎遲後入藥煎數

沸卽起不爾久久煎之其香氣消散也是以効少

凡湯中用犀角羚羊角一槩末如粉臨服內湯中後入藥一法生磨汁入藥亦通

凡用沉香木香乳沒一切香末藥味須研極細待湯熱先傾汁小盞調香末服訖然後盡飲湯藥

凡煎湯藥初欲微火令小沸其水數依方多少大畧藥二十兩用水一斗煮四升以此爲准然利湯欲生少水而多取汁補湯欲熟多水而少取汁服湯宜小沸熱則易下冷則嘔涌

凡湯液一切宜用山泉之甘洌者次則長流河水井

水不用

服藥序次

病在胷膈已上者先食後服藥病在心腹已下者先服藥而後食病在四肢血脉及下部者宜空腹而在旦病在頭目骨髓者宜飽滿而在夜雖食前食後亦停少頃然後服藥食不宜與藥並行則藥力稍爲混滯故也湯液云藥氣與食氣不欲相逢食氣稍消則服藥藥氣稍消則進食所謂食先食後蓋有義在其中也又有酒服者飲服者冷服者煖服者服湯有踈有數者煑湯有生有熟者各有次第並宜詳審而勿

略焉

清熱湯宜凉服如三黃湯之類消暑藥宜冷服如香薷飲之類散寒藥宜熱服如麻黃湯之類溫中藥宜熟而熱補中藥皆然利下藥宜生而溫如承氣湯之類

病在上者不厭頻而少病在下者不厭頓而多少服則滋榮於上多服則峻補於下

凡云分再服三服者要令勢力相及并視人之強弱羸痩病之輕重爲之進退增減不必局于方說則活潑潑地也又云晬時周時也從今旦至明旦亦有止

一宿者

服藥禁忌

服柴胡忌牛肉

服茯苓忌醋

服黃連桔梗忌猪肉

服乳石忌參朮犯者死

服丹石不可食蛤蜊腹中結痛

服大黃巴豆同劑反不瀉人

服皂礬忌蕎麥麵

服天門冬忌鯉魚

服牡丹皮忌胡荽

服常山忌葱

服半夏菖蒲忌飴糖羊肉

服白朮蒼朮忌雀鴿肉青魚鮓胡荽大蒜桃李

服鱉甲忌莧菜馬齒莧尤甚
服商陸忌犬肉　服地黃忌蘿蔔
服細辛忌生菜　服甘草忌菘菜
服粟殼忌醋　服芫花甘遂忌鹽忌甘草
服荊芥忌驢馬肉黃顙魚
服柿蒂忌蠏犯者木香湯能解
服巴豆忌蘆筍　服牛膝忌牛肉牛乳
服蜜及蜜煎菓食忌魚鮓
服藜蘆忌狐狸肉
若瘡毒未愈不可食生姜雞子犯之則肉長突出作

塊而白

凡服藥不可雜食肥猪犬肉油膩羮膾腥臊陳臭諸物

凡服藥不可多食生蒜胡荽生葱諸果諸滑滯之物

凡服藥不可見死尸產婦淹穢等事

妊娠服禁

蜆斑水蛭及䖟虫烏頭附子配天雄葛根水銀并巴豆牛膝薏苡與蜈蚣三稜代赭芫花射大戟蛇蛻黄雌雄牙硝芒硝牡丹桂槐花牽牛皂角同半夏南星與通草瞿麥乾姜桃仁通硇砂乾漆蟹甲瓜地膽茅

根都不中

姙娠禁忌前歌所列藥品未盡特爲括附

烏喙　側子　藜蘆　薇蘅　厚朴　槐實　檽根
藺茹　茜根　赤箭　茵草　鬼箭　紅花　蘇木
麥蘗　葵子　常山　錫粉　硇砂　砒石　硫黃
石蠶　芫青　班蝥　蜘蛛　螻蛄　衣魚　蜥蜴
飛生　䗪蟲　樗鷄　蚱蟬　蠐螬　蝟皮　牛黃
兎肉　犬肉　馬肉　驢肉　羊肝　鯉魚　蝦蟇
羊躑躅　葛上亭長　鰍　鱓　龜　鼈　生薑
小蒜　雀肉　馬刀

六陳

枳殼陳皮并半夏茱萸狼毒及麻黄六般之藥宜陳久入用方知功効良

十八反

本草明言十八反逐一從頭說與君人參芍藥與沙參細辛玄參與紫參苦參丹參并前藥一見藜蘆便殺人白芨白歛并半夏瓜蔞貝母五般真莫見烏頭與烏喙逢之一反疾如神大戟芫花并海藻甘遂已上反甘草若還吐蠱用翻腸尋常犯之都不好蜜蠟莫與葱相覩石决明休見雲母藜蘆莫使酒來浸人

若犯之都是苦

當禁不禁犯禁必死

張子和云病腫脹既平當節飲食忌鹽血房室犯禁者病再作乃死不救

病瘵嗽忌房室膏粱犯者死

傷寒之後忌葷肉房事犯之者不救

水腫之後忌油鹽

病脾胃傷者節飲食

滑瀉之後忌油膩此數者決不可輕犯也

時病新瘉食蒜鱠者病發必致大困

時病新愈食犬羊肉者必作骨蒸熱

時病新愈食生棗及羊肉必作鬲上熱蒸

時病新愈食生菜令人顏色終身不平復

病人新愈飲酒食韭病必復作

　不必忌而忌之過

張子和曰臟毒酒毒下血嘔血等症如婦人三十已下血閉及六七月間血痢婦初得孕擇食者已上皆不禁口

凡久病之人胃氣虛弱者忽思葷茹亦當少少與之圖引漿水穀氣入胃此權變之道也若專以淡粥責

之則病不悅而食減不進胃氣所以難復病所以難痊此忌之之過也智者通之

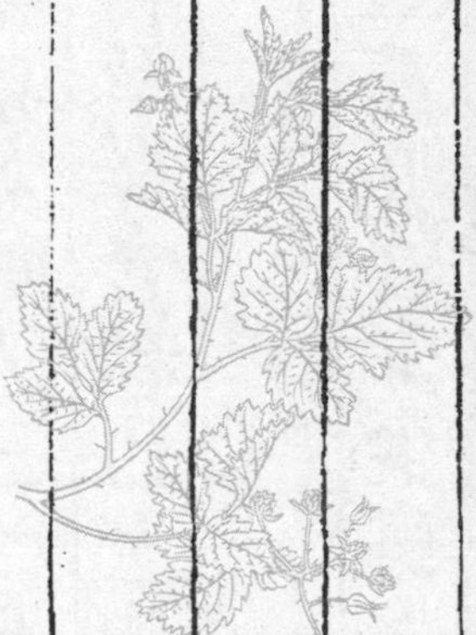

國家圖書館出版品預行編目資料

藥性賦 / 不著撰人．炮炙大法 / 繆希雍撰．
-- 初版．-- 臺中市：文興出版，2006〔民95〕
面；　　公分．--（中醫臨床經典；15）

ISBN 986-81740-7-4（平裝）

1.藥性（中醫）2.製藥（中醫）

414.5　　　　　　　　　　　　95002613

中醫臨床經典⑮

藥性賦·炮炙大法

LG015

出 版 者：文興出版事業有限公司
總 公 司：臺中市西屯區漢口路2段231號
電　　話：(04)23160278　　傳　　真：(04)23124123
營 業 部：臺中市西屯區上安路9號2樓
電　　話：(04)24521807　　傳　　真：(04)24513175
E-mail：79989887@lsc.net.tw
作　　者：繆希雍等人
編輯顧問：中醫藥典籍編輯委員會
發 行 人：洪心容
總 策 劃：黃世勳
執行監製：賀曉帆
美術編輯：林士民
封面設計：林士民
協助編輯：張家嘉
總 經 銷：紅螞蟻圖書有限公司
地　　址：臺北市內湖區舊宗路2段121巷28號4樓
電　　話：(02)27953656　　傳　　真：(02)27954100
初　　版：西元2006年3月
定　　價：新臺幣120元整
I S B N：986-81740-7-4 (平裝)

本公司備有出版品
目錄，歡迎來函或
來電免費索取